ÉTUDE

DES

ABCÈS DU FOIE

DANS LA

DYSENTÉRIE CHRONIQUE

PAR

EMILIO NAVARRETE Y ROMAY,

Docteur en médecine de la Faculté de Paris,

Membre titulaire; Sociétaire de la Société française de numismatique et d'archéoloige.

PARIS

A. PARENT, IMPRIMEUR DE LA FACULTÉ DE MÉDECINE

RUE MONSIEUR-LE-PRINCE, 31

1872

A LA MÉMOIRE DE MON PÈRE

A MA MÈRE

A MA FAMILLE

A M. LE DOCTEUR NOEL GUENEAU DE MUSSY

Médecin de l'Hôtel-Dieu,
Membre de l'Académie de médecine.

Veuillez agréez toute la reconnaissance de votre dévoué élève.

A M. LE DOCTEUR AXENFELD,

Médecin de l'hôpital Beaujon,
Professeur à la Faculté de médecine. (Président de ma thèse).

Hommage respectueux.

A MES MAITRES :

MM. LES Drs DAMASCHINO, BOUCHARD, LANNELONGUE, MARTIN-DAMOURETTE, GANHAL, F[illegible]QUET, Jules SIMON, WILLON.

[illegible]TONIO ULMO (Matanzas).

ÉTUDE

DES

ABCÈS DU FOIE

DANS LA

DYSENTÉRIE CHRONIQUE

ÉTIOLOGIE. — ANATOMIE PATHOLOGIQUE. — TERMINAISONS ET TRAITEMENT CHIRURGICAL.

AVANT-PROPOS.

J'ai choisi pour sujet de ma thèse inaugurale l'étude des abcès du foie dans la dysentérie chronique, maladie très-fréquente dans mon pays, l'île de Cuba.

Je sais combien il y a de difficultés à raison de l'étendue de l'étude de cette affection si rare en France. Mais on trouve de savantes descriptions dans nos auteurs classiques sur ce sujet, et ayant été à même d'observer de très-près cette maladie, je me suis appliqué à son étude.

Croyant comme nos maîtres, MM. Andral, Cruveilhier, etc., que la fréquence des abcès dans la dysentérie est plutôt une suite de celle-ci qu'une simple coïncidence, j'apporte à l'appui de cette manière de voir des observations inédites que je dois à l'obligeance de MM. les Drs Ulmo, recueillies en 1871 à Matanzas (île de Cuba), et à celle de mon très-cher maître, le Dr Noël Gueneau de Mussy; plus celles que je puise dans les ouvrages des auteurs qui ont plus particulièrement traité cette matière.

Je diviserai donc mon étude en trois parties :

1° *Etiologie* ; 2° *Anatomie pathologique et terminaisons* ; 3° *Traitement chirurgical*. Ne croyant pas devoir m'occuper des autres chapitres qui ont été fort approfondis dans les traités spéciaux.

Je serai très-bref dans le cours de mes argumentations, croyant qu'il suffit de présenter les faits dont on a besoin pour rendre la science positive qui est la seule vraie, et éprouvant une très-grande difficulté à exposer mes idées en français, qui n'est pas ma langue maternelle ; je demande l'indulgence de mes lecteurs pour le fonds et surtout pour la forme.

Je remercie ici très-vivement MM. les Drs Noël Gueneau de Mussy, Ulmo et Acosta (Venezuela) des savantes et bienveillantes leçons et des bons conseils qu'ils ont bien voulu me donner.

CHAPITRE PREMIER.

ÉTIOLOGIE.

L'étiologie des abcès du foie a préoccupé les esprits de tous les temps ; ainsi on lit cette phrase dans Hippocrate : « Dyssenteria insterpetive supressa « abscensum facit in lateribus ». Sans avoir la prétention de faire l'historique de la question, puisque ce n'est pas mon intention, je puis, sans inconvénient aucun pour ma démonstration, passer les autres époques et arriver à nos jours, au moins au commencement de ce siècle ; et là nous trouvons les médecins anglais. Dans l'Inde, Annesley, qui, un des premiers, a voulu dans ses ouvrages sur les maladies de ces pays faire voir les relations qui existaient entre ces deux affections.

Un peu plus tard, des auteurs français, Ribes, Heurteloup, Jourdain, Mérat, Andral, Cruveilhier et Louis, et plus près de nos jours, Haspel, C. Broussais, Catteloup, Cambay, diverses thèses de la Faculté (Morel, Chévassu, Pentay), et tout dernièrement les travaux de MM. les Drs de Castro (d'Alexandrie, en Egypte), Ramirès et Jimenès de Mexico, Acosta (Venezuela), Ulmo, Matanzas (île de Cuba), et M. le Dr Noël Gueneau de Mussy.

Chaque fois que l'occasion s'en présentera, ce sera pour moi un devoir de faire mention des résultats de la pratique de chaque médecin en particulier avec des observations à l'appui de sa manière de voir.

I. *Sexe.* — On sait depuis longtemps que les abcès du foie sont plus fréquents chez l'homme que chez la femme, et cela par des raisons que tout le monde connaît et qui naissent plus souvent chez l'homme, à cause des habitudes et occupations plus rudes, plus fatigantes, plus exposées aux variations de la température que chez les femmes.

Jourdain (1) dit que Clarch, sur 100 cas, a trouvé 3 femmes.

Rouis (2) pense de la même manière, et dans son remarquable ouvrage, on voit que sur 258 observations il a trouvé seulement 8 femmes, dont une cantinière, et les autres avaient des métiers très-pénibles.

M. le Dr de Castro (3), sur 170 cas, 8 femmes.

Ulmo (4) (Antoine), Matanzas, sur 5 observations, une femme.

Noël Gueneau de Mussy (5), sur 3 observations, une femme.

(1) Art. hép., Dict. sc. m., t. XXI.
(2) Rech. sur la supp. du foie, 1860.
(3) Abcès du foie et trait. ch., 1871, Alex. Egypte.
(4) Com. écrites.
(5) Id. verbales.

Les quatre faits que j'ai recueillis se rapportent tous quatre à des hommes.

Résumé, 449 cas : 428 hommes, 21 femmes.

II. *Age.* — Presque tous les auteurs sont d'accord pour dire que les abcès du foie se présentent, dans la moyenne de la vie, de 15 à 70 ans.

III. *Professions.* — On les observe dans presque toutes ; ainsi dans les observations de M. Ulmo, on trouve trois médecins (de la campagne), un dans celles de M. N. G. de Mussy, et dans un relevé de 60 observations de M. de Castro les professions les plus diverses : 9 boulangers, 8 marins, etc. Ainsi les professions les plus fatigantes sont les plus atteintes.

IV. — L'élévation de la température (?) et les excès alcooliques peuvent être cités comme cause d'abcès ; d'après le Dr de Castro, sur 28 malades, 9 seulement n'étaient pas des buveurs.

V. *Maladies diverses.* — On connaît la classification proposée par M. le professeur Andral dans sa Clinique médicale; il admet que les abcès hépatiques peuvent se développer :

1° A la suite de violences externes qui agissent directement sur le foie.

2° A la suite de lésions traumatiques du cerveau.

3° Le pus formé ailleurs est porté dans le torrent circulatoire : on dirait qu'il ne fait que se séparer du sang dans l'intérieur du foie.

4° Enfin spontanément comme terminaison d'une hépatite aiguë ou chronique.

Fièvres intermittentes. — Tous les auteurs en général sont d'accord; ainsi MM. Rouis, de Castro et Chévassu (1) présentent des observations assez nombreuses.

Phlegmasies gastro-intestinales. — On sait la part très-grande que Broussais attribue à la gastrite et la duodénite qui, pour lui, seraient la principale cause des suppurations hépatiques.

Les auteurs du Compendium de médecine, à l'article *Dysentérie*, t. IV, page 95, écrivent, contrairement à l'opinion de Portal : « Dans la dysentérie, il faut faire une grande attention à l'état du foie, non qu'il soit toujours affecté, mais parce qu'il l'est très-souvent. Dans cette maladie, la bile est extrêmement viciée, tantôt étant d'une abondance extrême, et quelquefois ayant une acrimonie si grande qu'elle produit des excoriations aux parties qu'elle touche. » (Mal. du foie, page 571.) Les altérations du foie appartiennent spécialement, comme nous l'avons vu, à la dysentérie des pays chauds où on les observe rarement dans d'autres cas. »

M. C. Boussais (2) nous dit : « Mais une question sur laquelle nous possédons déjà des données suffi-

(1) De l'étiologie des quelques abcès du foie, thèse, Paris, 1851.

(2) Réflexions sur les abcès du foie, vol. LV, R. des MM. Ch. et Pha. M., p. 145.

santes, c'est celle de la coïncidence des abcès hépatiques avec la dysentérie, la diarrhée, enfin avec les différentes formes de la colite, plutôt qu'avec la gastrite et la gastro-duodénite, cela contrairement à ceux que nous observons le plus généralement en France. »

Dans sa thèse, M. H. Chévassu, page 14, en parlant des causes, diarrhée et dysentérie, s'exprime ainsi : « Les recherches faites dans l'Inde et dans l'Afrique française ont démontré que l'hépatite est souvent la conséquence de la diarrhée et surtout de la *dysentérie* ; que l'évolution de l'une n'est pas indépendante de l'autre, qu'il y a entre elles une certaine solidarité. C'est ce qui résulte des travaux des médecins qui ont observé dans ces pays. Il est rare, dit M. Haspel, que les maladies du foie soient isolées; le plus souvent elles existent avec d'autres lésions presque constamment avec la dysentérie et la diarrhée. »

M. Catteloup dit n'avoir jamais vu l'hépatite précéder la dysentérie, mais avoir toujours observé le contraire.

« M. Cambay qui a beaucoup étudié cette question nous apprend que la dysentérie hépatique peut se déclarer des trois manières suivantes :

« 1° La dysentérie existe primitivement et donne naissance à l'hépatite.

« 2° L'affection du foie préexiste primitivement et produit la suppuration hépatique.

« 3ᵉ Les deux maladies naissent simultanément, et il est impossible de reconnaître laquelle des deux affections a précédé l'autre. Mais cet auteur admet que la dysentérie précède le plus souvent l'hépatite qui se déclare ordinairement après plusieurs jours de flux abdominal. Dans les observations qu'il a recueillies, cinq fois la dysentérie paraît avoir été primitive, l'hépatite deux fois, et une fois il n'y a eu rien du côté du tube digestif. En Europe, on a signalé aussi cette coïncidence dans l'épidémie d'Islande de 1822. »

Haspel (1) dont nous avons déjà vu l'opinion, rapportée par M. Chévassu, nous fait remarquer, à la page 85 que sur cinq observations de dysentérie rapportées par Pringle, deux fois il a été signalé des abcès du foie : la présence d'immenses marais avait imprimé à la pathologie de la Hollande une physionomie, telle qu'en lisant la description des maladies de Pringle, on se croirait transporté en Afrique. A la page 97, M. Haspel dit qu'il est rare qu'à Oran on observe des maladies du foie isolées, le plus souvent elles existent avec d'autres lésions et presque constamment avec la dysentérie et la diarrhée.

Le même auteur, à l'article Dysentérie dans la forme bilieuse, affirme que le foie est fréquemment le siége d'une véritable phlegmasie.

M. le Dʳ Perier (2) adopte la même manière de

(1) Maladies de l'Algérie, 1850.

(2) Perier. M. de M. et Ch. et Th. M., 1857.

voir, et je me permets de transcrire ici les conclusions de son remarquable travail :

« Les abcès du foie le plus souvent ne sont pas un résultat direct de l'influence de l'organe hépatique. Les désordres fonctionnels ou organiques au milieu desquels ces abcès se développent sont seulement des conditions qui facilitent plus ou moins leur formation sans être ordinairement capables de les produire.

Lorsque des abcès du foie se sont développés, l'observation nous a montré que chez les malades toujours ou presque toujours il avait excité une maladie que nous nommons *préexistante* ou antécédente de la nature de celles qui caractérisent l'ulcération et la suppuration;

Que pour les pays chauds la dysentérie est la maladie préexistante la plus ordinaire ;

Que nos recherches particulières nous ont appris que même dans les pays chauds la dysentérie peut être remplacée, dans ce rôle de maladie préexistante, par une maladie suppurante, que la dysentérie et une autre maladie suppurante viennent aussi préexister simultanément.....

La corrélation des abcès du foie avec les maladies que nous venons de citer nous paraît être de nature à faire croire que la *pyohémie* est un état pathologique qui doit, à titre de résultat de la maladie préexistante, précéder et produire dans certaines conditions les abcès du foie. » Dans les 13 cas de

M. Catteloup 12 fois les gros intestins portaient des traces d'ulcération, ainsi que d'autres altérations de la dysentérie.

Une semblable opinion est soutenue par nos auteurs classiques.

Valleix (1), Grisolle (2), Monneret (3), ce dernier, à l'article Hépatite (complication), a insisté plus particulièrement sur ce point; il ne faut pas confondre, dit-il, parmi les complications, ainsi que l'ont fait la plupart des auteurs : « 1° les maladies qui sont la cause de l'hépatite, telles que les calculs biliaires, la dysentérie, les fièvres paludéennes. » Pour mieux comprendre l'importance de ceux que nous empruntons à Monneret, on ne doit pas oublier avec quelle justesse, quel tact pratique et aussi quelle autorité il s'exprimait sur ces maladies dont il affectionnait plus particulièrement l'étude.

Dutroulau (4), une grande autorité dans la matière à l'article Dysentérie chronique, se prononce d'une manière très-affirmative :

« Comme à tous les médecins qui exercent dans les régions tropicales, il m'est arrivé de faire des autopsies de dysentérie aiguë ou chronique révelant des altérations du foie, hyperémies ou abcès qui n'avaient pas été soupçonnés pendant la vie et qui

(1) 1860, m. praticien.
(2) Ph. interne, 1867.
(3) Ph. interne, 1862.
(4) Maladies des Européens dans les pays chauds, 1862.

pourraient avoir exercé une grande influence sur la terminaison fatale » (page 508). La dysentérie à tous ses degrés est presque toujours liée à l'hépatite, mais j'ai dit déjà, et nous le verrons encore, de quelle façon; par l'*endémicité* : ce n'est pas seulement une complication, elle a le plus souvent précédé l'*hépatite*, et ce serait plutôt celle-ci qui serait la complication. Ce sont deux effets des mêmes causes endémiques, et il n'y a pas seulement coïncidence entre elles, comme l'ont dit la plupart des auteurs, il y a connexion intime et souvent influence très-marquée de l'une sur l'autre, presque toujours de la dysentérie sur l'hépatite. ».

M. de Saint-Vel (1) s'exprime de la manière suivante à la page 214 : « Nous avons vu la dysentérie suivre quelquefois l'hépatite, la précéder le plus souvent. Lorsqu'elles coexistent, elles s'influencent réciproquement. Parfois la gravité des accidents dysentériques s'efface devant la gravité autrement grande de la phlegmasie du foie; dans d'autres cas l'apparition de la diarrhée ou un flux de sang abondant modifient, suspendent ou terminent les symptômes de l'hépatite. » A la page 233, le même auteur nous donne les faits suivants : Les ulcérations des gros intestins ont été trouvées par M. Dutroulau 57 fois sur 66 à la Martinique, terminés par la mort. Annesley, dans les Indes, sur 25 cas l'a

(1) Maladies des régions tropicales, 1668.

rencontrée 21 fois; en Algérie, Haspel, sur 25 cas, 13. Dans ces circonstances, c'est l'abcès qui est consécutif aux ulcérations du gros intestin, et le degré de fréquence de celle-ci tient à l'étroite relation de causalité qui existe dans les pays chauds entre la dysentérie et l'hépatite.

On vient de voir d'une manière très-succincte, les principales opinions des auteurs qui ont traité la question, et le seul qui ait osé parler de causalité entre ces maladies, c'est M. de Saint-Vel, médecin très-distingué de la Martinique et à qui l'on doit un excellent ouvrage sur la matière, très-estimé et très-consulté par les vrais praticiens.

Nous sommes de la même opinion que cet auteur, convaincu comme lui par les faits que nous avons pu recueillir dans les ouvrages, et par ceux que de très-honorables praticiens qui exercent dans des localités où ces maladies sont très-fréquentes ont eu l'obligeance de nous communiquer pour notre instruction, et que nous nous permettons de publier, étant sûr de leur approbation.

La dysentérie surtout chronique se présente assez fréquemment dans les pays chauds avec une complication hépatique qui aboutit communément à la formation d'abcès. M. le Dr Ulmo nous dit que depuis quarante ans qu'il exerce à Matanzas (île de Cuba), il n'a jamais vu le contraire.

Efforçons-nous de voir si, dans l'état de nos connaissances, nous pourrons expliquer cette causalité.

Nous croyons devoir exposer très-brièvement les opinions qui se sont présentées dans la science, et les raisons pour lesquelles les praticiens ont été obligés de ne pas devoir accepter en cette matière le dernier mot.

1° Nous avons vu que l'école physiologique, personnifiée par Broussais, croyait que la cause de ces abcès était la simple continuation du *processus inflammatoire* de l'estomac et du duodénum au foie ; mais les travaux des auteurs qui sont venus depuis, et entre autres ceux de M. Louis, ont démontré de la manière la plus péremptoire le manque d'exactitude de cette hypothèse, car M. Louis, dans les autopsies de ces cinq malades, n'a trouvé aucune lésion ni dans l'estomac, ni dans le duodénum ; au contraire, il nous a fait connaître les lésions de la diarrhée chronique, surtout dans les gros intestins.

2° Une autre opinion, émise et soutenue avec beaucoup de talent, est celle de MM. Dance, Cruveilhier et Bérard, qui pensaient que l'origine de ces abcès pouvait se trouver dans l'inflammation des parois des veines (phlébite suppurative). Il y a un fait vrai dans cette théorie, c'est la corrélation qui existe entre la thrombose veineuse et les accidents généraux.

« Virchow, dit M. Blum (1), dans ses divers travaux, battit cette doctrine en brèche et s'efforça de

(1) Loc. cit., p. 428.

la détruire. Il démontra que ce qu'on avait écrit avant lui sous le nom de *phlébite suppurative*, n'était ni une phlébite, ni une suppuration, mais un phénomène pathologique caractérisé par la coagulation du sang, et consécutivement par le ramollissement du caillot. Les thromboses et les embolies avec abcès métastatiques forment, selon cet auteur, un des trois états morbides auxquels il propose de conserver le nom générique de *pyohémie ;* les deux autres sont la pyohémie morphologique ou leucocytose, et l'ichorrhémie. » Nous croyons, dis-je, que l'explication de la formation de ces abcès, à la suite de lésions tout à fait locales, peuvent s'expliquer plus facilement par d'autres théories.

3° Il y a des auteurs d'un mérite réel qui se proposent d'expliquer la formation des abcès du foie dans la dysentérie par le même mécanisme qui fait naître les abcès métastatiques dans l'infection purulente.

Aujourd'hui, avec les données scientifiques que nous possédons, on doit tâcher d'expliquer au moins quelques-uns de ces phénomènes, vu qu'ils sont d'un autre ordre, et se produisent par un mécanisme tout différent, et nous accepterions très-volontiers qu'ils sont dus à la *septicémie;* cette opinion n'est pas nouvelle, puisque déjà Andral et d'autres auteurs ont voulu expliquer ces symptômes par l'absorption des matières putrides, septiques, directement des intestins par l'intermédiaire des radicules d'origines de la veine porte, par divers procédés, soit par embolies. J'ai connaissance d'une observation que M. Hayem, professeur agrégé de la Faculté, présenta, en 1869, à la Société anatomique, et dans laquelle un caillot de la veine porte était l'origine de l'abcès hépatique, chez une dysentérique.

Ribes et Budd admettaient comme possible l'absorption des matières et des gaz du gros intestin, directement au foie par l'intermédiaire de la veine porte.

Pour Frerichs (1), les choses se passaient d'une autre manière; et il trouve dans les relevés de Bristowe (*Transact. of the pathol. Society*, t. IX, de l'hôpital St. Thom., à Londres) sur 320 cas d'ulcérations intestinales, très-peu d'abcès, et seulement 3 cas de dysentérie. On sait très-bien que cette complication (les abcès) dans la dysentérie est excessivement rare dans les pays froids, il y a aussi des localités dans les pays chauds qui en sont exemptes. Ainsi, M. Haspel cite la Guyane; ces exceptions n'atteignent en quoi que ce soit la valeur de nos raisonnements, puisque dans la généralité des localités, on voit le contraire, comme on pourra s'en convaincre en lisant les observations que nous donnons à la fin de ce chapitre.

Frerichs, à la page 416, nous dit : « Il n'est donc nullement établi que l'hépatite soit une production

(1) Traité pratique des maladies du foie, 1862.

secondaire de l'ulcération, quoiqu'on ne puisse nier que par exception, et sous l'influence de certaines circonstances particulièrement défavorables, des ulcérations dysentériques ou non dysentériques de l'intestin ne puissent produire l'inflammation des racines de la veine porte, et par suite, la formation d'abcès hépatiques.

Il y a dans la science l'opinion que Morehead et Annesley ont voulu faire prévaloir, c'est la suivante : « Que l'affection hépatique donnera lieu à la dysentérie comme complication, et cela par l'action directe de la bile, âcre et viciée sur les parois des intestins. » Nous ne nions pas que cela puisse avoir lieu dans des cas tout à fait très-rares; mais, comme en général c'est la dysentérie qui se présente la première (voir nos obs.), nous ne pouvons pas admettre ce mécanisme.

Ainsi, aujourd'hui, d'après les magnifiques expériences et travaux des savants français et allemands (Wirchow, Bilroth, Rindsfleuch, Demarquay, Lortet, Rechlinghausen) sur la septicémie et l'infection purulente, et les belles expériences sur le passage des globules blancs, à travers les parois vasculaires, faites en Allemagne, par Conheim et W., et répétées en France par M. Vulpian et M. Hayem (que nous avons eu la satisfaction de voir dans les leçons que M. le professeur Vulpian faisait à l'École pratique il y a deux ans, sur des préparations de M. Hayem, toutes ces recherches viennent éclairer certains points obscurs de ces théories, et donner plus de poids et de certitude à notre manière de voir.

Nous avons dit que nous acceptions plus volontiers que ce mécanisme était dû à la septicémie plutôt qu'à l'infection purulente. On me permettra de faire quelques observations pour éclaircir cette manière de voir; je prendrai seulement trois points aujourd'hui bien connus du diagnostique différentiel.

1° Dans nos contrées (Havane) l'infection purulente est excessivement rare; pour ma part, je ne l'ai jamais rencontrée.

2° *La température.* — Grâce aux belles recherches de MM. de Castro, Blum et Braiwood, nous pouvons présenter ici trois tableaux dans lesquels on verra que la température, dans la pyohémie, oscille très-irrégulièrement entre 38° et 41° centigrades, le pouls, de 80° à 110°, et dans les abcès (de Castro), de 36° à 38°, et le pouls de 80° à 90 puls. Voilà des différences.

3° *Lésions cadavériques.* — Dans toutes nos obserservations de dysentériques, nous n'avons jamais vu d'abcès qu'au foie, tandis que les abcès métastatiques existent dans tous les viscères (poumons, etc.), c'est la règle dans l'infection purulente.

4° *Durée.* — La moyenne des abcès dysentériques (Rouis, Frerichs, de Castro) est de cent-dix jours, et celle de l'infection purulente, infiniment plus courte atteint tout au plus deux mois.

Nous pensons que ces quelques mots suffiront pour faire voir la différence qui existe entre ces deux affections.

Nous acceptons que ces abcès se produisent par septicémie directe des intestins au foie par l'intermédiaire des radicules de la veine porte, qui y puisent le poison dysentérique.

Pour pouvoir prouver d'une manière très-évidente tout ce que nous venons de dire, il nous aurait fallu faire (ce que notre savant maître, M. le Dr N. G. de Mussy, nous avait conseillé) des expériences répétées, et en grand nombre sur des animaux. Notre peu de pratique dans ces sortes de travaux, les rares cas de dysentérie chronique qu'on observe en France, et l'élément palustre qui nous fait défaut, m'ont empêché de mettre à exécution les bons conseils de mon cher maître ; mais je compte les entreprendre quand j'aurai beaucoup plus de connaissances dans ces matières, et quand je me trouverai dans un milieu plus approprié.

Il y a aussi d'autres causes d'abcès, les calculs des voies biliaires, et les diverses espèces de vers, etc.; mais nous n'avons pas l'intention de nous en occuper ici, nous renvoyons le lecteur aux ouvrages spéciaux (voir une excellente thèse de M. Pentray, Frerichs, etc., etc.).

Il nous suffira de dire que ces abcès, toujours

multiples, se développent par un mécanisme tout à fait différent, et par l'intermédiaire d'une angiocholite suppurée.

1re Série d'Observations.

De Haspel (Maladies de l'Algérie), p. 53.

Obs. N° 1. Dysentérie : symptômes cérébraux, engorgement aigu du foie : tous ces accidents disparaissent en même temps que la maladie principale sous l'influence de la médication évacuante.

Obs. n° 2 (page 61). Constitution détériorée par de nombreuses récidives de dysentérie aiguë compliquée d'hépatite qui marche sourdement avec elle, et manifeste sa présence par des symptômes graves de suppuration, alors qu'avait cessé la dysentérie, et que le malade semblait marcher vers une convalescence franche. Mort. Ulcération dans le gors intestin. Abcès du foie.

Obs. n° 3 (page 148). Douleur à l'épigastre et à l'hypochondre droit qui a précédé de deux mois l'entrée à l'hôpital ; diarrhée, dysentérie, cessation brusque de cette dernière, en même temps que se développe une douleur vive dans la région du foie : frissons irréguliers, tumeur au-desssus du bord cartilagineux des côtes. Application de potasse caustique : issue du pus par l'ouverture extérieure; signes de résorption purulente. Mort. L'ouverture de communication de l'abcès avec l'extérieur est très-petite, issue d'une grande quantité de pus crémeux fétide et d'air. (Observation recueillie par M. Tesnière, sous-aide dans mon service.)

Obs. N° 5 (page 166). Haspel. Première atteinte en août d'une dysentérie grave guérie en décembre ; douleur à l'épaule droite qui persiste pendant tout le mois de janvier ; le 15 février, gêne subite de la respiration, suivie de toux et d'expectoration abondante d'un mélange de pus et de sang tellement considérable qu'il semble rejeté par le vomissement ; sonorité des parois de la poitrine : à droite, l'oreille perçoit un râle muqueux à grosses bulles ; diagnostic, abcès du foie. L'amélioration se fit rapidement et il sortit de l'hôpital à la fin de février. Le 7 mars il rentre de nouveau : oppression ; expectoration présentant les mêmes caractères que précédemment ; respiration obscure présentant un peu de râle crépitant à la base du poumon droit; amaigrissement rapide ; symptômes de résorption purulente. Mort le 28 juin. Nécropsie, abcès du foie communiquant avec le poumon droit.

Obs. n° 6 (page 202). En France, pneunomie; en Afrique, diarrhée et dysentérie rebelles; tout à coup symptômes de résorption purulente. Mort. Le lobe droit est creusé d'un vaste abcès tapissé par une fausse membrane à parois très-épaisses : ramollissement rougeâtre de la substance du foie autour de l'abcès ; ulcération dans le gros intestin.

Obs. n° 7 (page 306). Altération de dysentérie, de diarrhée et de fièvre intermittente; teinte ictérique générale; symptômes d'hépatite. Mort neuf jours après son entrée à l'hôpital. Abcès du foie comprenant les canaux biliaires et la veine porte; ulcération dans le gros intestin.

Obs. n° 8 (page 209). Anciens abcès de fièvre intermittente : flux dysentérique ; disparition subite de la dysentérie ; tumeur dans l'hypochondre droit, formée par le développement anormal du foie ; retour du flux dysentérique. Mort. Vaste abcès tapissé par une fausse membrane, ulcération dans le gros intestin.

Obs. N° 11 (page 216). Dysentérie, fièvre, tumeur de l'hypochondre droit, développement anormal du foie, exaspération des symptômes de la dysentérie, absence de tous les signes qui annoncent un abcès au foie. Mort. Vaste poche purulente dans le lobe droit du foie. (Observation recueillie par M. Fernière, dans mon service.)

Obs. n° 3. Haspel. R. de M. de M. et Ch. Ph. Mil ;. Paris, 1843, vol. LV. Dysentérie, abcès du foie : absense de tout signe caractéristique de cette affection ; ulcérations dans les gros intestins.

Dutroulau, obs. n° 2 (page 476). Abcès gangréneux non ouvert : dysentérie gangréneuse : marche rapide. Mort.

Chevassu (thèse 1851), obs. n° 3. Dysentérie aiguë, suite de fièvre. Mort. Abcès du foie.

H. Chevassu, obs. n° 4. Dysentérie, abcès du foie. Mort le 9 mars 1845.

Obs. n° 5. Dysentérie, péritonite par perforation intestinale. Mort. Deux abcès petits séparés par un tissu ramolli.

Obs. 6. Dysentérie, fièvre. Mort. Sept abcès au foie, un en communication avec l'estomac et un autre avec le côlon.

Chevassu, obs. n° 7. Dysentérie, fièvre. Mort. Deux abcès, l'un du volume d'une orange ; l'autre, plus considérable (hauteur 8,08, épaisseur 0,04), est en contact avec la face externe du péricarde à travers le diaphragme perforé. Les gros intestins présentent des ulcérations profondes.

OBSERVATION IV (de la thèse de M. Mouret, 1853) (1).

Dysentérie : mort. Deux abcès de foie. — Arnaud, des équipages militaires, entré une première fois à l'hôpital en 1847, nous ne savons pour quelle maladie, y est ramené, le 19 septembre 1851, pour une dysentérie dont le début remonte à quinze jours. Arnaud n'accuse aucune douleur au flanc droit; les selles étaient au nombre de quinze à vingt par jour.

Il succombe le 27, après huit jours de traitement.

Autopsie. — Rate normale; le foie, qui a son volume normal, présente, vers la portion centrale du lobe droit, un abcès du volume du poing; à gauche et séparé de celui-ci par le tissu sain ; dans l'étendue de 1 centimètre, il en excite un second, gros comme une noisette. Le gros intestin est labouré d'ulcérations, d'une étendue et de forme variables, à bords inégaux, boursouflés, s'étendant en profondeur jusqu'à la tunique musculeuse; vers les côlons transverse et descendant, les ulcérations occupent toute la largeur de l'intestin : elles sont plus rares, moins larges, mais plus profondes, au rectum ; la séreuse est à nu dans quelques-unes; la muqueuse conserve son aspect et sa structure normale dans les intervalles des ulcérations.

OBSERVATION V (du même auteur).

Dysentérie, abcès du foie. Mort. — Rueil, civil, Européen, entre, le 11 septembre 1851, à l'hôpital pour une pleurésie non douteuse à droite; mais une notable tuméfaction dans l'hypochondre droit, une fluctuation manifeste font aussi reconnaître un abcès superficiel et considérable du foie. Enfin, comme troisième terme morbide, il existait une dysentérie intense qui datait d'un mois envi-

(1) De la coïncidence de l'hép. et des abcès avec la dys. dans les pays chauds.

ron, et qui s'était déclarée une première fois déjà, peu avant cette époque.

Le malade succomba le 15 septembre.

Autopsie.—Le foie est un peu augmenté de volume; il renferme, dans son lobe droit, un abcès gros comme les deux poings, séparé de la surface par une mince lame de tissu hépatique, occupant en profondeur la moitié de l'épaisseur de l'organe.

Le cœcum et le côlon présentent des ulcérations d'autant plus nombreuses qu'on s'éloigne davantage de la valvule iléo-cæcale. Elles s'étendent profondément pour la plupart jusqu'à la tunique musculeuse, quelques-unes jusqu'à la séreuse; les portions de l'intestin non ulcérées restent saines jusqu'au rectum. A cette limite, des stries de rougeur confuse se montrent; les ulcérations, il est vrai, deviennent rares, très-petites, on n'en découvre plus à une hauteur de 0m, 20 environ de l'anus.....

J'emprunte à l'excellente thèse de M. le Dr Morel, 1852, Paris (1), les deux observations suivantes.

Observation I.

Le nommé Louis, chasseur au 8e léger, entre à l'hôpital de Médeah, le 15 février 1848. Il a été traité quatre mois auparavant pour des accès de fièvre et une diarrhée à Aumale. C'est un homme d'un tempérament sec et nerveux, mais peu robuste.

A la visite du matin, il présente les symptômes suivants : douleurs sourdes dans l'abdomen sur le trajet du côlon, augmentant par la pression, céphalalgie frontale, langue blanche au centre, rouge à ses extrémités ; soif vive, nausées ; il a eu douze selles la veille, il se plaint d'une cuisson vive à l'anus ; le pouls est petit, mais fréquent, le facies altéré.— Prescriptions : Diète; p. édulcoré, six pilules de calomel, ipéca et opium ; quinze sangsues à l'anus, cataplasme opiacé à l'abdomen.

Le 16. Plus de céphalalgie; la face est moins altérée; la douleur du ventre a diminué; la cuisson à l'anus est moins forte; les selles, qui, au dire du malade, avaient été sanguinolentes, ne présentaient plus rien. (Lavement amylacé opiacé; cataplasme laudanisé.) Jusqu'au 25 du même mois, il y a amélioration, mais les selles sont toujours abondantes, il n'y en a jamais eu moins de 4 dans les vingt-quatre

(1) Quelques coïncidences sur les phleg. et les abcès du foie.

heures. Le médecin traitant, pensant que la maladie est chronique, administre les astringents et particulièrement le ratanhia en lavement; jusqu'au 3 avril, tout le traitement consiste dans le repos, un régime léger, quelques toniques. A la visite du 4, le malade se plaignit d'avoir éprouvé la veille au soir des frissons. Le lendemain le frisson fut plus long et plus prolongé, il revint à la même heure et fut suivi d'une sueur abondante. (Diète sur la demande du malade, sulfate de quinine opiacé 0, 8; même prescription le 6). Cet état persistant, M. le médecin en chef nous fit entrevoir la possibilité d'une collection purulente dans le foie. Quelques jours après, une douleur très-vive se fixe au-dessous du mamelon droit et un peu en avant : dès lors le diagnostic fut établi. Application de quinze sangues sur le point douloureux.

Depuis ce jour, l'amaigrissement progresse; la diarrhée continue et le malade succombe le 19.

Nécropsie. — Une partie du gros intestin est couverte d'ulcérations; le tissu cellulaire sous-muqueux est épaissi, hypertrophié; dans certains endroits où les ulcérations sont les plus nombreuses, il est comme lardacé. La rate hypertrophiée; le foie nous a paru plus volumineux que dans l'état normal, il a moins de consistance, car son tissu se déchire facilement. En l'incisant au niveau du point où siégeait la douleur, nous avons trouvé, à 6 ou 7 millimètres de la surface convexe, un abcès de la grosseur d'un œuf, rempli d'un pus blanc et phlegmoneux, immédiatement en contact avec le parenchyme du foie. Tous les autres organes sont sains. Y a-t-il eu hépatite chez ce malade? La réponse n'est point douteuse; avant le frisson et la douleur qui se sont déclarés, nous n'avions point songé à percuter ni à ausculter la région hypochondriaque; de plus, il ne nous a pas été possible, quand nous avons procédé à ces opérations, de constater d'une manière bien évidente que le foie était augmenté de volume; le parenchyme hépatique a dû être enflammé primitivement, et pourtant rien ne l'a annoncé. La maladie chez ce malade a revêtu la forme latente, insidieuse, elle n'a point été reconnue alors qu'il eût fallu chercher à éviter la formation du pus. Mais hâtons-nous de dire que quand on rencontre cette coïncidence avec une diarrhée chronique, le plus souvent la médecine est impuissante, car les ulcérations qu'on rencontre si fréquemment sont d'une gravité telle qu'on peut dire sans crainte que plus du tiers de la mortalité en Afrique doit être rapporté à ces sortes d'affections.

OBSERVATION II (de la même thèse Morel.)

Abcès considérable du lobe droit du foie, rupture de l'abcès; péritonite suraiguë. Nécropsie.

François, cantinier, au 8e de ligne, est un homme qui a dû jouir d'une excellente santé; il est d'un tempérament fort et vigoureux, mais à l'époque de son entrée, il est affaibli par les fièvres d'accès et par plusieurs récidives de dysentérie. Ce malade, qui est en Afrique depuis dix-huit mois seulement, a habité la province d'Oran, il est resté quatre mois à Blidah, puis à Aumale, puis enfin à Médéah. Depuis son séjour à Aumale, où il a été traité pour des accès de fièvre et la dysentérie, il a été exempté de service comme convalescent. Il entre à l'hôpital le 11 avril. Il nous a dit que ne voulant pas rester à Aumale, il avait demandé sa sortie pour se rétablir à Médéah, que la diarrhée ne l'avait pas quitté, qu'elle n'était plus aussi forte, car auparavant ses selles étaient mêlées à beaucoup de sang. Il accuse une douleur dans le côté droit, cette douleur n'est pas vive, c'est plutôt, suivant son expression, quelque chose qui le gêne comme un poids qui est suspendu à son côté, et qui le fatigue. En examinant la région du foie, on perçoit un empâtement assez considérable; la main plongée sous le rebord des fausses côtes put refouler quelque chose qui donne, au toucher, la sensation d'une tumeur fluctuante, développée. Par la percussion, on constate une matité assez considérable; par l'auscultation il est facile de reconnaître que le diaphragme est refoulé en haut, car le bruit respiratoire manque là où il existe normalement.

La face est pâle, terreuse, mais non altérée, il n'y a point de céphalalgie. La bouche pâteuse, la langue rouge sur les bords, la soif vive, point de nausées, le ventre est un peu douloureux, le pouls est peu développé. Le malade a eu cinq selles la veille de son entrée, elles sont liquides, jaunes, mélangées à quelques stries de sang. Le chef de service se contente d'agir sur l'intestin, et de faire de l'expectation momentanément, espérant ouvrir l'abcès quand la fluctuation est plus manifeste. Diète, édulcorée, lavement laudanisé, pris successivement avec l'extrait de ratanhia en solutions, et l'azotate d'argent à la dose de 1 gramme.

La diarrhée cesse après huit jours; mais la fluctuation n'était pas plus manifeste que le premier jour: elle paraissait être située dans la partie la plus reculée du lobe droit. Le 27, le malade s'étant levé pendant la nuit pour aller à la selle, a été pris tout à coup d'une vive douleur dans l'abdomen. Cette douleur augmente par la pression, le ventre est empâté et tendu vers la partie la plus déclive ; la face en peu d'heures est changée ; les yeux deviennent caves, cerclés de noir, le pouls est petit, concentré, le malade vomit trois fois seulement.

La tumeur de l'hypochondie n'est plus assez appréciable, mais, vu l'état général, il est facile de reconnaître que la péritonite doit dépendre de la rupture de l'abcès. Le malade succombe soixante heures après l'accident.

Nécropsie. — En ouvrant l'abdomen, il en sort une grande quantité de pus mêlé à de la sérosité. *Le gros intestin présente des ulcérations très-nombreuses dans une grande étendue.* Le foie est presque réduit à son lobe gauche, le droit est creusé d'une cavité dans laquelle on peut introduire la main avec la plus grande facilité; le pus s'en est échappé en partie, celui qui reste est couleur chocolat, on y trouve quelques bribes celluleuses, ses parois sont tapissées par une espèce de fausse membrane, peu résistante, se déchirant facilement avec une pince.

La rate hypertrophiée, son tissu est plus friable, le lobe gauche du foie est plus mince que dans l'état normal, surtout à l'intérieur, prés de la collection purulente, on le déchire facilement avec les doigts.

Les poumons, le cœur, ne présentent rien d'anormal.

CHAPITRE II

ANATOMIE PATHOLOGIQUE.

Dans la description de ce chapitre, nous suivrons la même méthode que celle qui nous a guidé pour le premier.

1° *Siége des abcès.* — Tous les auteurs qui ont fait des autopsies ont bien constaté et décrit que c'est surtout le lobe droit qui est le plus souvent atteint, et à sa partie postérieure, comme nous le verrons dans les observations de MM. Haspel et Ulmo.

M. le Dr de Castro (1) a trouvé, sur 63 cas de son observation particulière, 53 au lobe droit, 10 au lobe gauche, 1 au lobule de Spigel.

La partie convexe, la face supérieure et le bord postérieur sont beaucoup plus souvent affectés que la partie postérieure : ainsi, sur 55 cas de M. de Castro, 30 siégeaient à la surface convexe, et seulement 5 à sa partie concave. Dutroulau, sur 50 cas, en a rencontré 41 à la partie convexe.

M. Rouis (2), dans son magnifique Traité, que nous avons consulté avec beaucoup de fruit, a trouvé, sur 156 autopsies : à la face supérieure, 26; face antérieure, 12; face inférieure, 12 : dans les couches culminantes du viscère, sur 52 sujets : dans les antérieures, 39; inférieures, 46; extrémité droite, 47.

2° *Nombre d'abcès.* — En général, l'abcès est unique (Rouis, de Castro, Dutroulau), et quand ils sont multiples, leur nombre ne dépasse pas 3 ou 4.

Nous donnons des chiffres qui fixent mieux le raisonnement :

(1) Loc. cit.
(2) Traité de la supp. (Algérie), 1860.

Rouis,	dans 110 cas,	1 seul abcès.	
Dutroulau,	sur (66)	44 fois,	1 seul.
De Castro,	59	44	1 seul.

Proportion de M. de Castro, 74.57 p. 100.

La formation des gros abcès se fait par la réunion de plusieurs petits qui s'unissent et se rassemblent, en général, du centre de l'organe à la circonférence, comme on le verra très-bien dans l'excellente description qu'en donne M. le Dr Noël G. de Mussy, dans ses observations. On croit que ses origines se trouvent autour des terminaisons de la veine-porte plutôt que dans celles des veines sus-hépatiques. Ajoutons que suivant la remarque de Frerichs, l'oblitération des artères hépatiques par caillots inflammatoires est très-rare.

3° *Volume des abcès.*—Il est variable depuis le volume d'un grain de millet jusqu'à la grosseur de la tête d'un adulte. On a fait remarquer que, lorsque les abcès sont très-volumineux, ils sont en petit nombre, tandis qu'étant plus petits, ils sont plus nombreux (Dutroulau, Castro, G. de Mussy).

4° *Enveloppes et parois.* — On doit les diviser en trois catégories : abcès qui n'on ni membrane pyogénique, ni kystique ; abcès enkystés et abcès qui ont une membrane pyogénique. Ceux-ci, en général, sont chroniques. Les parties du tissu hépatique qui entourent les collections purulentes subissent des modifications qui ne sont généralement pas décrites par les auteurs.

On peut voir, dans nos observations, que parfois le tissu hépatique environnant l'abcès est complètement sain; d'autres fois, ce tissu est plus ou moins épais, ramolli, friable, rougeâtre (voir l'observation déjà citée). Il y a aussi des abcès qui sont séparés entre eux par du tissu hépatique complétement sain.

Dans les abcès qui n'ont ni membrane pyogénique ni kystique, on peut voir la disposition de ses parois suivante : M. N. G. de Mussy a vu les parois anfractueuses, et dans celles-ci les ramifications des vaisseaux du foie pour la plupart vides de sang, isolées après la destruction des cellules hépatiques, formant des sortes de vaisseaux à mailles fines infiltrées de sérosité; plus en dehors, une bande purpurine, constituée par une infiltration sanguine, sépare en général le foyer du tissu anormal. Au milieu on trouve de petites cellules hépatiques, déformées, des globules blancs et des granulations graisseuses. On voit aussi de petites taches à la surface de l'organe, et Haspel, en les incisant et en pressant ces tumeurs purulentes, en voyait sortir de chacune de leurs branches des gouttelettes de pus blanc et homogène.

5° *Nature du pus.* — A une certaine époque, on donnait beaucoup d'importance à la couleur du pus, et l'on disait : quand il est de la couleur *lie de vin*, c'est du pus franchement hépatique. Mais, depuis, on sait et l'on voit tous les jours qu'il peut prendre toutes les nuances, depuis le blanc jusqu'à la *lie de vin*; et, en général, il est tout à fait phlegmoneux, comme celui des autres inflammations franches.

Il a été dit que la couleur lie de vin était due au mélange de la substance hépatique en détritus ; cela est très-probable, ainsi que la teinte verte est produite par son mélange avec la bile.

Du reste, dans toutes nos observations, il est toujours phlegmoneux, ce qui est généralement la règle.

Terminaisons. — Nous croyons très-utile de dire quelques mots et de donner quelques détails sur les terminaisons des abcès du foie, qui se lient par plus d'un point à son anatomie pathologique :

1° Par résorption de l'abcès ;

2° Par gangrène;

3° Par ouverture spontanée à travers les parois abdominales et autres viscères ;

4° Par cicatrisation;

5° Par récidives ;

6° Par fistules.

1° La résorption du contenu de l'abcès se fait comme dans toutes les inflammations, tout à coup on voit les phénomènes s'amoindrir, les choses revenir à l'état normal, et le malade guérir.

Cette heureuse terminaison est assez rare; cependant on trouve des observations dans les auteurs. J'emprunte à Dutroulau l'obs. 13; Haspel en parle et, à la page 240, « il croit expliquer la rétraction de la même manière que pour les kystes hydatiques : la poche se vide et les parois se replient et reviennent sur elles-mêmes jusqu'à formation d'un petit noyau, et si on venait à le couper, on verrait une multitude de feuillets adossés les uns aux autres. »

M. de Saint-Vel (1) dit : « J'ai eu l'occasion de voir, avec M. le Dr Artiènes, un fait où la guérison fut évidemment due à la résoption du pus, comme dans l'observation rapportée par Dutroulau. Une négresse d'une quarantaine d'années nous présenta successivement les divers symptômes de l'hépatite suppurante : douleur à l'hypochondre et à l'épaule, fièvre, ictère, foie débordant les fausses côtes de 6 centimètres, rénitence obscure, empâtement des tissus qui sont proéminents comme lorsqu'une collection purulente tend à se faire jour; il y a eu même une sensation obscure de fluctuation. Deux applications de pâte de Vienne furent faites, à quelques jours d'intervalle, au centre de la tumeur. Me préparant à en commencer une troisième,

(1) Loc. cit., p. 221.

je remarquai une diminution dans le volume de la tumeur. Je m'arrêtai et je la vis s'effacer lentement et disparaître. Rien de particulier dans les selles ne put faire penser que le pus s'était frayé un passage dans l'intestin. La saillie de la tumeur à l'extérieur aurait pu détourner de cette recherche. Quelques doses de calomel et des frictions mercurielles sur le côté avaient été prescrites. Cette malade, que j'eus occasion de revoir depuis, eut une santé passable, et ne présenta, dans les trois années qui suivirent, aucun symptôme d'affection hépatique. »

2° *La gangrène.* — Cette terminaison est extrêmement rare, ainsi que Frerichs nous l'affirme ; malgré cela, nous trouvons quelques observations dans les auteurs. Il y a une observation de Haspel (1) à la page 165 du tome Ier.

Dans la Clinique de M. le professeur (1) Andral on trouve l'observation 30. « Abcès du foie avec gangrène du parenchyme autour de lui ; gastrite et bronchite chronique ; absence de tout signe caractéristique de l'affection hépatique. *Autopsie.* Le foie avait son volume ordinaire, le lobe gauche présentait au toucher une fluctuation obscure ; il contenait dans son intérieur une cavité qui aurait pu admettre une pomme d'api, et qui était pleine de pus ; une membrane épaisse résistante en tapissait les parois. La portion du pa-

(1) Clinique méd., t. II, m. de l'ab., p. 486.

renchyme qui entourait cette cavité était transformée, dans l'étendue de quelques pouces, en un putrilage noirâtre, d'où s'exhalait une odeur fétide, gangréneuse. Un peu plus loin, le tissu du foie était rouge et ramolli, ailleurs il était sain. »

Dutroulau nous dit : « Ce n'est pas par le contact de l'air seulement que le tissu du foie prend l'aspect propre à la gangrène, car cette lésion est plus fréquente dans les abcès, qui n'ont pas trouvé d'issue et qui ont déterminé une mort rapide, que dans ceux qui ont été ouverts. Il ne faut pas confondre d'ailleurs la teinte noire que prennent quelquefois les parois d'un abcès accessible à l'air, avec la véritable gangrène du parenchyme, dont nous parlons. La coïncidence de la gangrène du foie avec celle du gros intestin m'a paru constante.»

Voici un extrait de l'observation de Haspel, dont nous avons parlé plus haut : « Dès ce moment fut constaté un abcès du foie, qui prit un accroissement rapide, et nécessita l'ouverture par ponction. Celle-ci fut faite le vingtième jour de la maladie. Il en sortit un pus d'abord phlegmoneux qui prit plus tard une coloration d'un rouge brun lie de vin, et qui diminua chaque jour. La malade fut soumise à un traitement tonique, on pratiqua dans la cavité de l'abcès des injections faiblement alcoolisées : cependant les forces diminuèrent, le pus, quoique moins abondant, devenait de plus en plus fétide, puis l'ouverture de l'abcès s'agrandit, les bords se séchèrent et furent bientôt envahis par de vastes eschares gangréneuses qui s'étendaient dans tous les sens et se détachèrent en larges lambeaux, en exhalant une forte odeur de gangrène. Le fond de la plaie, qui avait cessé de fournir du pus, présentait à découvert, dans l'étendue de plus d'un pouce, deux des cartilages costaux, d'un aspect noir et terne, puis, plus profondément, on n'apercevait plus qu'une masse noire de tissu sec et gangréneux qui, à chaque pansement, se détachait en lambeaux fétides. (Topiques excitants.) A l'autopsie, nous trouvâmes une partie du bord antérieur, celle de la face supérieure du foie envahie par la gangrène.

3° *Par évacuation* du pus à travers les parois abdominales et les autres viscères (estomac, poumons, reins, côlon, duodénum, etc.).

Cette terminaison se fait par l'évacuation du pus à travers des adhérences en général très-solides, qui se font entre le foie et les autres organes. On peut voir dans nos observations que celles qui se font par le poumon sont celles dans lesquelles on a vu le plus de résultats heureux (de Castro et d'autres); puis viennent celles par l'intestin et les parois abdominales, et, après, celles par les autres organes. Nous avons des observations de presque tous ces cas, nous en donnerons une courte analyse.

4° *Par cicatrisation.* — Cette terminaison est aujourd'hui bien connue et démontrée par les observations, qu'on trouve dans les auteurs, et on croit que c'est par le même processus que se font les cicatrices dans les autres organes : on devait le prévoir *à priori*.

Cependant des observateurs de la valeur de Louis (1) le nièrent, et dans ses Mémoires il nous dit : « Mais un fait bien remarquable, et qui semble indiquer dans les abcès du foie une affection extrêmement grave, *et qui ne guérit pas*, c'est qu'on ne rencontre pas de *cicatrices* dans le parenchyme de cet organe. »

Quelque attention que nous ayons mise dans nos recherches, nous n'avons jamais rien observé de semblable. A la vérité, on a quelquefois vu dans l'intérieur du foie des productions fibreuses, et Mérat, dans un Mémoire fort intéressant sur l'Hépatite, publié dans le *Dictionnaire des sciences médicales*, dit que parfois ces productions ont une forme stellaire, et pouvaient être regardées comme des cicatrices. Mais on sent que pour admettre cette interprétation, il faudrait avoir vu les cicatrices du foie dans toutes leurs périodes, depuis le moment où elles commenceraient à se former, contenant encore une certaine quantité de pus entre leurs extrémités, jusqu'à celui où elles seraient complètes, et plus ou moins denses, ce qui n'a pas été fait.

(1) M. in rech. d'anat. path., Mémoires sur les abcès du foie.

Nous ajouterons à ces remarques, que les abcès du foie *étant ordinairement en grand nombre*, on ne devrait considérer les productions fibreuses, qu'on y trouverait comme le produit de quelques cicatrices, qu'autant qu'elles ne seraient pas uniques.

Nous pourrions répondre tout de suite, par quelques réflexions, aux diverses assertions émises par M. Louis ; mais nous voulons aller aux sources et voir ce que disent les auteurs, et ensuite démontrer avec les faits que la cicatrisation au foie est un fait très-possible.

Mérat (1) dit : « On voit dans quelques circonstances le tissu même du foie changé en fibres analogues à la dure-mère. J'en ai observé dans plusieurs circonstances, cette dégénérescence n'est même pas rare. On pourrait même regarder dans quelques cas ces fibres comme le résultat d'une sorte de cicatrisation d'abcès anciens. Dans certaines occasions, le tissu fibreux s'étend par lames dans le foie, s'irradie même sous une forme *stellaire*, tel est un foie dans le cabinet de la Faculté sous le n° 7 (armoire 5). On aperçoit une tumeur fibreuse radiée paraissant avoir la mélanose au centre. Dans les cas de foie durci revenu sur lui-même, on pourrait croire que l'élément fibreux y est abondant et disséminé dans le tissu de l'organe. Dans la plupart des états du foie, qui succèdent à son inflammation chronique, on trouve des portions plus ou moins étendues des membranes de ce viscère ayant acquis les caractères fibreux, en présentant la force, l'épaisseur, la ténacité. »

On voit que la cicatrisation pour Mérat était très-possible et très-admissible, et elle le sera encore davantage par les faits rapportés par d'autres auteurs ; ainsi, M. Chassaignac (1) présenta un foie d'un petit volume, d'une forme arrondie et anormale, d'une couleur jaune clair, parsemé à sa surface de *plaques fibreuses* comme crispées, semblables à des cicatrices. Ce foie offrait également un grand nombre de sillons anormaux, qui le divisaient en une multitude de lobes. M. Chassaignac demanda si on ne pourrait regarder cette déformation du foie comme la suite de la cicatrisation d'abcès multiples de cet organe. Bérard et Michon pensèrent à un vice de conformation. A l'appui de la manière de voir de M. Chassaignac, M. Maisonneuve fait remarquer que «l'on voit des vaisseaux oblitérés venir se terminer dans les sillons anormaux, et que cette oblitération des vaisseaux suppose un travail morbide antérieur » (?).

M. Haspel (2) nous dit : « Sur un homme mort de *dysentérie* nous trouvâmes à la surface du foie, dans un point très-circonscrit, les tissus formés des irradiations blanchâtres, étoilées, il y avait là manifestement cicatrisation, dont nous pourrions

(1) Bull. de la Soc. anat., n. 1835, p. 68.
(2) Loc. cit, p. 240, t. I.

constater les traces ; nous avons depuis observé plusieurs fois de pareilles cicatrices sur des sujets sur lesquels nous n'avions constaté la maladie pendant la vie. »

Petit fils, dans son Mémoire sur les abcès du foie, raconte qu'un chirurgien, Pibrac, ouvre un abcès qui communiquait avec le côlon. Il trouva que la partie convexe du foie, où avait existé le premier abcès, était adhérente partout au péritoine, et que la cicatrice était ferme et ancienne. MM. Catteloup, Cambay, Rouis (observations 24 et 25) ont trouvé dans les autopsies les traces de cicatrices plus ou moins anciennes.

Dutroulau s'exprime à peu près de la même manière, et nous dit : « Je crois aussi cette guérison possible, quoique rare. On ne peut pas nier la cicatrisation dans les cas de guérisons assez fréquentes d'abcès ouverts par le bistouri, j'en compte *quatre* cas dans ma pratique, et il est peu de médecins des hôpitaux, dans nos colonies, qui n'en aient observé quelques-unes. Quant à la preuve anatomique des abcès résorbés ou guéris spontanément, je crois qu'on peut la voir dans les plaques fibreuses qu'on rencontre dans l'épaisseur du parenchyme hépatique ou à sa surface, quand on est suffisamment éclairé sur les commémoratifs, et surtout quand on peut prendre sur le fait le travail de la cicatrisation, comme dans les observations 12 et 13. »

Tout dernièrement, M. de Castro a vu aussi sur le cadavre des traces de cicatrices très-manifestes, et il les admet très-volontiers.

L'année dernière, M. le docteur A. Després et M. le professeur Verneuil, à la Société de chirurgie, ont cité des faits prouvant la cicatrisation et la guérison comme conséquence des blessures très-étendues du foie. Ces faits sont venus démon trer avec plusieurs autres que la science possède, que certaines blessures du foie qu'on croyait mortelles, sont plutôt sans gravité.

Pour ma part j'ai la connaissance d'un fait analogue. M. de E... (en 1860) ayant été victime d'une attaque nocturne, on lui transperça le foie, d'arrière en avant, avec une canne à épée ; quelques semaines plus tard il était guéri, et aujourd'hui il jouit d'une bonne santé.

Il n'y a pas d'autre processus pour expliquer toutes ces guérisons, qui aujourd'hui sont nombreuses, que la cicatrisation, non-seulement par suite des grands traumatismes, mais par suite d'abcès.

Ainsi, je crois que nous ne devons pas nier un seul instant la cicatrisation des abcès du foie, mais l'admettre au contraire comme un fait acquis à la science.

Les *récidives* comme terminaisons se voient, mais exceptionnellement ; on pourrait dire qu'elles sont la suite de la même maladie, et que les abcès secondaires sont la conséquence des premiers qui n'étaient pas tout à fait guéris et qui se succèdent, si nous n'avions dans la science des cas comme celui de M. Ulmo, où les intervalles de guérison présentent une durée de plus d'un an.

Il y a une autre terminaison, mais celle-ci est la suite du traitement, ce sont les fistules hépatiques ; M. Haspel en rapporte une observation page 141. M. Gallard, dans les excellentes leçons qu'il a faites à la Pitié l'année dernière, a dit avoir guéri un malade en lui conservant sa fistule. Je donne une autre observation inédite (de guérison par le même moyen) que je dois à l'obligeance de M. le Dr N. Gueneau de Mussy. N'ayant pas assez de faits pour me former une opinion sur la question de savoir si l'on doit entretenir ces fistules ou non, je laisse le temps et les observations venir à mon aide.

Observation I.

Recueillie par M. le Dr G. Noël Gueneau de Mussy, pendant son internat dans le service de M. le Dr Gueneau de Mussy, son oncle, à l'Hôtel-Dieu (inédite).

Gilbert, âgé de 32 ans, né à Paris, équarisseur, gros et court de taille, a joui habituellement d'une bonne santé ; le 1er janvier 1838 il fit quelques excès de boisson, le lendemain il fut pris de céphalalgie, de frisson et de fièvre, il perdit l'appétit : des douleurs abdominales se firent sentir, accompagnées de diarrhée

Le 3, il remarqua un peu de sang dans les selles ; cet homme resta chez lui jusqu'au 12 janvier, le plus souvent alité, ne prenant d'autres aliments que quelques bouillons et buvant une grande quantité d'eau pour apaiser la soif ardente dont il était tourmenté. Au bout de quelques jours, il fut pris de toux qui devenait plus fréquente la nuit : il avait perdu le sommeil.

Entré à l'Hôtel-Dieu le 12 janvier au soir.

Le 13, il présente les symptômes suivants :

Figure injectée, langue décolorée au milieu, d'un rouge violacé dans le reste de son étendue ; le ventre météorisé n'est pas douloureux à la pression, le pouls est petit et fréquent ; il n'a pas d'appétit et rend des selles liquides ; il ne dort pas et accuse une soif vive ; il a rendu quelques crachats épais grisâtres. — Sangsues à l'anus.

Le 14. Le pouls est agité, la peau n'est pas chaude, la diarrhée persiste, le malade se plaint d'une douleur dans le flanc droit. — Nouvelles sangsues à l'anus.

Le soir il a un peu de fièvre.

Le 15. La douleur qu'il accusait persiste, il ne dort pas ; les selles sont fréquentes et liquides, la langue est plus humide. (15 sangsues à l'épigastre.) Le soir, je constate de la fièvre ; par la négligence de l'infirmier, ces sangsues coulèrent trente-six heures.

Le 17, matin, je trouvai le malade pâle, extrêmement faible, le pouls était petit et dépressible ; il disait ne plus éprouver aucune douleur.

Le 19. Les douleurs se sont fait de nouveau sentir dans le flanc droit, la peau du malade est jaune, il a de la diarrhée et pas de sommeil.

Le 20. La fixité de cette douleur appelle l'attention sur l'état du foie ; on constate une augmentation notable de son volume, il remonte jusqu'au-dessus du teton droit et se prolonge à plusieurs travers de doigt au dessous du côté gauche ; la région hypochondriaque droite est résistante et sensible au toucher ; le malade préfère le décubitus sur le côté droit ; le pouls fréquent et faible, la bouche n'est pas amère, il a de l'appétit, la soif est modérée, ses nuits sont sans sommeil. (Frictions mercurielles sur la région hépatique.) Après une absence de quelques jours motivée par une indisposition, le 27, je trouvai le malade dans l'état suivant : les téguments étaient d'une coloration jaune pâle, la face amaigrie et la physionomie profondément altérée, le pouls petit et fréquent ; le malade est dans un état d'affaissement profond, presque de stupeur ; l'abdomen était énormément dilaté ; on y percevait de la fluctation, il était modérément sensible à la pression, les fausses côtes droites étaient repoussées en dehors, une matité très-étendue existait dans l'hypochondre droit et se prolongeait au-dessous du rebord costal ; *des veines dilatées se dessinaient* sur les parois du ventre et notamment dans la région hypochondriaque droite ; la langue était épaisse, sèche et couverte d'un enduit blanchâtre ; la diarrhée persistait, les membres inférieurs étaient œdématiés et on continua les frictions mercurielles.

Le 31. Mort.

Résumé. — Durée de la maladie, un mois. Séjour à l'hôpital, dix-huit jours. Lésions d'innervation: céphalalgie au début, pas de sommeil. Lésions de circulation : fièvre ; sur la fin, pouls petit, concentré, développement des veines tégumentaires abdominales. Lésions du système digestif : diarrhée opiniâtre, soif, tympanite, langue sèche ; péritonite avec épanchement. Lésions du système pulmonaire : un peu de toux et d'expectoration. Lésions du système hépatique : intumescence du foie, saillie et matité très-étendue dans la région hypochondriaque droite, sensibilité à la pression, douleur que le malade rapporte au flanc droit.

Autopsie. — Une matière visqueuse, noirâtre, laissant un dépôt analogue à du marc de café, sortit par la bouche et les fosses nasales au moment où on retourna le cadavre.

Abdomen. — A l'ouverture du ventre, il s'écoule un litre environ de sérosité trouble, au milieu de laquelle flottent des flocons ressemblant à de l'albumine coagulée ; adhérence de l'épiploon et du côlon transverse au foie au moyen de fausses membranes jaunâtres.

Le *foie* très-volumineux descend jusqu'au voisinage de la fosse iliaque droite ; sa face convexe est unie au diaphragme à l'aide des fausses membranes molles et récentes, des adhérences beaucoup plus intimes unissent la face concave au côlon et au méso-côlon transverse, ainsi qu'à l'extrémité supérieure du côlon ascendant.

La face convexe du foie répond à la paroi antérieure de l'abdomen dans une grande étendue.

Examen du foie après l'avoir retiré de la cavité abdominale.

Face convexe. — La partie de cette face située à droite du ligament suspenseur est tapissée dans presque toute son étendue par des fausses membranes jaunâtres, accolées, molles qui l'unissaient d'une manière peu intime aux parties que nous avons indiquées plus haut.

Au-dessous de cette couche plastique se dessinaient deux tumeurs volumineuses, dont l'une s'est ouverte dans les manœuvres que l'on a faites pour isoler le foie, et a donné issue à plus d'un litre d'un pus mal lié, floconneux, sans odeur ; après avoir enlevé les fausses membranes, la surface du foie présente un aspect marbré de jaune, blanc rosé, de rose et de rouge amarante. La coloration rouge et rose est disposée par petites plaques isolées dans quelques points, groupées dans d'autres et se perdant par une gradation insensible dans les nuances plus pâles dont j'ai parlé. Au centre des tumeurs purulentes, la couleur jaune domine et coïncide avec une moindre épaisseur de leurs parois ; on aperçoit encore une multitude de petites taches arrondies, d'un jaune-serin, dont quelques-unes paraissent tout à fait superficielles ; le plus grand nombre ne dépasse pas en volume celui d'un grain de millet, elles sont formées par du pus infiltré dans le tissu hépatique, et toutes celles que j'ai incisées offraient un point rosé à leur centre. Dans quelques-unes, ce petit noyau central d'injection sanguine se montre à la surface du foie, sous l'aspect d'un point rouge, circonscrit par un anneau jaunâtre ; près du bord antérieur, le tissu hépatique offre une coloration brune. La membrane fibreuse du foie est généralement épaissie et elle offre une coloration légèrement laiteuse. Deux foyers font saillie à la surface du foie, à droite du ligament suspenseur. L'un antérieur, beaucoup plus considérable, occupe à peu près les deux tiers du lobe *droit* du foie, il traverse toute l'épaisseur de l'organe, mais s'étend davantage sur la face supérieure que sur la face inférieure ; en revanche, il forme sur celle-ci une saillie plus prononcée, qui offre environ le volume du poing. Ce foyer est divisé en deux cavités secondaires qui communiquent entre elles à l'aide d'un trajet oblique de haut en bas et d'arrière en avant ; du reste, leur structure présente quelques modifications, et tout indique qu'ils ont d'abord existé isolément et qu'ils se sont ensuite réunis. Nous allons les décrire séparément.

Les parois de la cavité supérieure, examinées de l'extérieur à l'intérieur, offrent les caractères suivants : au-dessous de la membrane fibreuse existe une couche mince de tissu hépatique manquant dans quelques points où cette paroi placée entre l'œil et la lumière laisse passer les rayons; là où il existe, ce tissu offre une couleur rouge plus ou moins prononcée, marbrée de taches jaunes formées par du pus infiltré et qui sont d'autant plus nombreuses, d'autant plus étendues qu'on se rapproche davantage de sa surface interne; bientôt, tout le tissu hépatique disparaît et est remplacé par un réseau de vaisseaux vides ou du moins ne renfermant que des liquides blancs, qui se subdivisent en bouquet vasculaire, réunis par une membrane celluleuse assez résistante et infiltrée de sérosité. Je me suis assuré que ces vaisseaux n'étaient pas oblitérés en introduisant un stylet fin dans leur cavité. Enfin, des pseudo-membranes, molles et jaunâtres, forment la couche la plus interne de la paroi de ce foyer.

Son plancher offre une structure analogue; ainsi, il présente de l'intérieur à l'extérieur :

1° Une couche néomembraneuse;

2° Une couche cellulo-vasculaire infiltrée de sérosité, ayant dans quelques points jusqu'à 3 lignes d'épaisseur, au-dessous de laquelle le tissu hépatique est pâle et comme raréfié;

3° Une couche rosée, noire dans quelques points, paraissant avoir conservé sa consistance normale.

Près du bord postérieur, la couche cellulo-vasculaire est, dans une étendue fort limitée, colorée par la bile, et on découvre par la dissection des vaisseaux verdâtres qui pourraient être un rameau des conduits hépatiques distendus par la bile : une languette de tissu hépatique revêtue d'une couche épaisse de fausses membranes et du pus concret, fait saillie à l'intérieur du foyer. On y voit aussi des grappes formées par des vaisseaux volumineux, dont les derniers ramuscules supportent des grumeaux d'une matière concrète néomembraneuse : le prolongement du foyer qui fait saillie à la face concave du foie est accolé à la vésicule biliaire à laquelle il adhère. Il forme une poche du volume du poing environ, sa paroi inférieure a une épaisseur de 2 millimètres, elle est constituée par une lame mince de tissu hépatique revêtue en dedans par une membrane lisse d'un gris bleuâtre qui paraît plus ancienne, est arrivée à un degré d'organisation plus avancé que celle qui tapisse la cavité supérieure; de nombreux reliefs vasculaires se dessinent à la surface interne; vers le centre du foyer, la lame hépatique, que nous avons indiquée, manque, et la paroi est réduite à la membrane fibreuse d'enveloppe et doublée de fausses membranes d'autant plus denses qu'elles sont plus extérieures ; les dernières offrent une résistance presque fibreuse. et se confondent avec la tunique externe du foie épaissie et demi-opaque ; cette paroi est encore fortifiée par une portion d'épiploon qui a contracté avec elle des adhérences intimes. Un autre foyer occupe le bord postérieur de la face supérieure du lobe droit : il offre le volume d'un œuf; par la saillie qu'il forme, sa situation superficielle, la structure de ses parois, il se rapproche beaucoup de l'abcès de la face inférieure dont il diffère par l'absence de toute communication avec le foyer principal. Sa paroi supérieure est très-mince, sa cavité est tapissée par des fausses membranes molles, jaunâtres, au-dessous desquelles on trouve une surface lisse légèrement rosée, comme réticulée par la saillie des vaisseaux qu'on y remarque ; ces vaisseaux sont vides de sang et paraissent ne contenir que de la sérosité. Le tissu du lobe gauche offre une grande pâleur, sa consistance est normale.

La vésicule renferme une bile épaisse, visqueuse, couleur de rouille.

L'estomac est sain et renferme un liquide analogue à celui qui s'est échappé par la bouche du sujet.

Le duodénum est parfaitement sain, l'intestin n'offre que 11 pieds de longueur, ses valvules conniventes existent jusqu'au cæcum, elles sont plus saillantes qu'à l'ordinaire.

Rien d'anormal dans les reins, la rate ni le poumon.

Observation II (inédite),

Que je dois à l'extrême obligeance de mon très-cher maître M. le Dr Noël Gueneau de Mussy.

M. le Dr Léon Hussum, âgé de 34 ans, était depuis longtemps sujet à la diarrhée et à des douleurs, qui se faisaient sentir sur le trajet du gros intestin; ces accidents ne l'empêchaient pas de se livrer à la pratique de la médecine, qu'il exerçait à Paris avec une rare distinction et un dévouement sans borne. Vers la fin de décembre 1846, il éprouva une vive atteinte de troubles digestifs ; le 2 janvier 1847, il paraissait à peu près rétabli, il accusa un peu de fatigue et de malaise, quand il fut pris d'un frisson violent avec une douleur très-intense et une sensibilité vive, dans la fosse iliaque droite; ce frisson se répéta à la même heure les jours suivants.

Son père, médecin de l'Hôtel-Dieu, lui prescrivit une application de sangsues sur la région iliaque droite, elle diminua la douleur sans l'éteindre complétement; la palpation faisait sentir dans ce point une résistance profonde et mal circonscrite, les frissons cessèrent pendant quelques jours, mais bientôt ils reparurent avec une nouvelle violence; ils étaient accompagnés d'une sensation très-douloureuse le long du rachis, on put alors supposer un moment l'existence d'une fièvre intermittente, mais l'innefficacité du sulfate de quinine, la reproduction opiniâtre des accès et leur retour répété plusieurs fois dans le même jour, leur irrégularité vinrent bientôt éloigner cette pensée et confirmer l'opinion que j'avais émise sur le caractère symptomatique de cette fièvre, et sa connexion probable avec quelque suppuration profonde; une coloration jaune spéciale de la peau vint bientôt apporter un nouvel argument en faveur de cette manière de voir : plus tard, la palpation et la percussion firent constater une augmentation du volume du *foie*, et une vive sensation au niveau de cet organe. Cette complication survenue au milieu de l'ensemble symptomatique, que nous avons décrit, me fit supposer qu'une *phlébite de la veine porte*, *consécutive à une lésion de l'intestin*, s'était propagée *jusqu'aux divisions hépatiques de ces vaisseaux*, et, en effet, au bout de quatre semaines de souffrance, le malade rendit par les selles une grande quantité de matière purulente, granuleuse, épaisse, colorée par la bile, s'écrasant sous le doigt comme le ferait du caséum délayé dans de l'eau. Huit jours plus tard il succomba.

L'*autopsie* fit reconnaître, dans la fosse iliaque droite, un abcès enkysté, gros comme une noix, communiquant avec la cavité de l'appendice cæcal, à travers une ulcération des parois de cet intestin.

Cette ulcération était primitive, aucun corps étranger ne se trouvait dans la cavité de l'appendice ni dans celle de l'abcès; de celui-ci partaient des veines pleines de pus, appartenant à la veine porte et à ses ramifications. Le foie, augmenté de volume, était farci de nombreux abcès renfermant une matière sanieuse épaisse, ressemblant à celle qu'on avait observée dans les selles, et qui s'était fait un passage dans l'intestin par le canal cholédoque.

Cette autopsie faite pour satisfaire la dernière volonté exprimée par M. Léon Hussum : par une coïncidence singulière il avait fait sur les abcès du foie de sérieuses recherches, que sa mort prématurée ne lui avait pas permis de publier. Ce travail lui avait été inspiré par un cas d'abcès hépatique qu'il avait ouvert avec succès.

Observation III (inédite),

Que je dois à l'obligeance de M. le Dr Gueneau de Mussy.

Abcès du foie. — Esther, 40 ans, coutelière, malade depuis trois semaines ; depuis quatre à cinq mois, malaise, tiraillement d'estomac, pas d'enfants, bien réglée. Sensation de douleur à l'estomac et au bas-ventre ; depuis le 15 décembre, douleur de reins, fièvre quotidienne de 2 h. à 8 : depuis trois semaines, frissons, et depuis huit jours vers la base des côtes, en dehors à droite ; de la toux, beaucoup de sueurs, crachats non sanguinolents, ventre très-sensible.

Respiration beaucoup plus forte à gauche qu'à droite en avant, 108 pulsations, son obscur dans toute la région scapulaire droite et postérieure de l'aisselle du même côté.

Respiration bonne à gauche ; à droite, râle sous-crépitant, plus marqué en haut, et crachats visqueux, et râle sous-crépitant en avant près de l'aisselle.

Elle travaille dans un atelier, dont la température est élevée à 50° ; elle fut soumise, dans ces conditions-là, à un courant d'air froid, ce fut peu de temps après qu'elle éprouva tous ces accidents.

Son obscur dans les trois quarts antérieur et postérieur du côté droit, respiration obscure. Le son et le murmure respiratoire reparaissent, quand le malade se met à parler.

Saignées, 10 à 12 onces ; 113 pulsations ; l'oppression a augmenté, soif vive, douleur mobile dans le côté droit, qui s'étend jusque dans les lombes ; respiration plus faible en arrière, en bas et à droite que dans le point correspondant du côté opposé.

Paroxysme fébrile suivi de sueurs à 11 heures. La saignée ne présente aucune couenne.

Le 12. Huile de ricin, 5 grammes. Vésicatoire sur la poitrine.

Le 13. Rien de nouveau. Le soir, respiration nulle à droite, en bas; faible dans la moitié supérieure droite du même côté; quelques bulles de râle sous-crépitant dans l'éloignement, pouls petit, 120 pulsations, respiration très-fréquente, 44.

Le 14. Grande anxiété, face pâle, douleur du côté droit, respiration haletante. (Ventouses, 10 grammes huile de ricin, pot. Diacodée.) 3 selles. Mieux. Moins d'oppression; la face est toujours altérée, la pâleur très-grande. — Nouveau vésicatoire.

Le 15, au soir. 132 pulsations, 45 respirations, langue humide, quelques crachats muqueux, ventre très-tendu, douloureux à la pression. Matité complète à droite et en arrière, absence du murmure respiratoire dans cette région. Respiration un peu exagérée à gauche. Râles muqueux en haut et en avant.

Le 16. 132 pulsations, 48 respirations, l'huile de ricin a produit deux selles liquides. Mieux décidé depuis; respiration très-faible à droite en arrière et en haut, nulle dans la moitié inférieure de la même région.

Respiration puérile à gauche. En avant la sonorité est aussi grande à droite qu'à gauche, cependant la respiration et plus faible de ce côté.

Le 17 au soir, nouveau vésicatoire, huile de ricin. 2 selles. La respiration reparaît en arrière mais faible et éloignée, la matité n'occupe plus que les 2/3 inférieurs; 132 pulsations; beaucoup moins de râles sibilants.

Le 18. 8 grammes : 3 selles; un peu de soulagement; ventre plus souple.

Le 19. Beaucoup de dyspnée; la partie antérieure devient obscure à la base; respiration presque nulle dans toute l'étendue de la région antérieure; râle muqueux et rhonchus dans le côté gauche. (Nouveau vésicatoire; chiendent nitré; 12 grammes d'huile de ricin coupé au lait.) Mort dans la nuit. La rate est molle; le foie présente à première vue une augmentation de volume, mais qui porte surtout sur le diamètre vertical, il refoule en haut le diaphragme et ne dépasse pas inférieurement le rebord costal dans l'étendue de plus de trois travers de doigt; la partie de sa face supérieure située à droite du ligament suspenseur, présente une connexité remarquable, mais régulière et uniforme; dans ce point on sent une fluctuation étendue, l'enveloppe extérieure de l'organe est blanchâtre, mais régulière, et n'offre pas d'altération appréciable d'épaisseur ou de consistance, elle à contracté dans l'étendue de 2 pouces environ des adhérences avec le diaphragme. Le bistouri plongé dans ce point pénètre dans un foyer large de 4 à 5 pouces environ, anfractueux, inégal, divisé en plusieurs cellules ou arrière-cavités, et envoyant des prolongements dans une direction droite. Il est traversé en tous sens par des brides ramifiées, qui forment une espèce de réseaux ou cloisons incomplètes. La plus grande de ces brides est arrondie et offre une apparence vasculaire ; de ce foyer s'échappe un pus épais, crémeux, jaune, inodore, offrant tous les caractères du pus phlegmoneux. La paroi externe est tapissée par des fausses membranes molles, blanchâtres, jaunâtres, qui enveloppent exactement les cordons réticules, dont nous avons parlé plus haut ; au-dessous on trouve le tissu du foie présentant dans l'étendue de 2 lignes une coloration rouge foncée, et une plus grande friabilité ; dans quelques points, ces altérations s'étendent à une plus grande profondeur ; à la partie supérieure, ce foyer se rapproche de la surface du foie qui en est séparé dans quelques points par une épaisseur de 1 à 2 milimètres.

J'ai vu dans quelques cas des vaisseaux oblitérés, dans d'autres je n'ai pu découvrir l'existence d'aucun débris vasculaire, quelques-unes plus larges renfermaient une couche très-mince de tissu hépatique. Il serait difficile de donner une idée exacte de la forme du foyer, qui, séparé en plusieurs étages par des languettes de tissu hépatique, serpentait en divers sens, et se repliant en offrant dans quelques points des prolongements monoliformes, de petits foyers gros comme un pois ou des grains de raisins, accolés les uns aux autres, et communiquant entre eux par des ouvertures rétrécies dans un petit foyer. Le pus est plus épais, plus solide que dans ceux d'une plus grande dimension.

L'utérus est fixé à la fosse iliaque droite par un tissu dense, ayant presque la consistance d'un squirrhe, mais dans lequel un examen attentif ne découvre aucun caractère de tissu squirrheux, c'est un tissu cellulo-adipeux infiltré de sérosité.

Le col utérin regarde un peu à droite ; à gauche, le doigt pénètre et parvient entre le col et la paroi interne du bassin. En arrière on peut arriver au même résultat, mais à droite et en avant on est arrêté par les adhérences musculeuses de ces deux points ; l'organe est en totalité fléchi latéralement, sa cavité renferme des glaires très-visqueuses, transparentes, ressemblant à du sucre en fusion ; etc., etc.

Observation IV.

Du Dr Gueneau de Mussy. Fistule hépatique
(Dr Eugène Marchal, 1859)

M. J..., âgé de 50 ans, tempérament sanguin, très-puissant, habitué à une table succulente, au bon vin, éprouvait depuis plusieurs années des indigestions dont il ne se préoccupait pas assez.

Le 18 novembre 1858, il me fit appeler à la suite d'un repas de fête, il avait été pris de vomissements et de douleurs dans l'hypochondre droit; je trouvai le pouls dur et fréquent, le facies très-coloré, pas d'ictère, langue jaune, pâteuse, inappétence, constipation, envies de vomir fréquentes ; le foie, dont la matité était assez étendue, n'était pas douloureux à la pression ; pas de coliques hépatiques. (Eau de Seltz, sangsues à l'anus, deux purgatifs à un jour d'intervalle). Sous l'influence de cette médication les différents symptômes s'étaient calmés et le malade recouvrait un peu d'appétit, quand, le 5, il éprouva une douleur plus vive dans la région du foie; les envies de vomir se reproduirent, de vives démangeaisons furent accompagnées d'une éruption de taches rouges sur toute la surface du corps. (Application de sangsues et friction mercurielle sur la région du foie; purgatifs, calomel, rhubarbe, sedlitz, pilules savonneuses médicinales). Les taches disparurent rapidement, ainsi que les vomissements, et, le 25 décembre, le foie, sans être revenu à son état normal, avait beaucoup perdu de son volume et de sa sensibilité à la pression. Nous recommandâmes au malade un régime sévère, l'usage d'eau de Vichy et des bains alcalins, auxquels il ne voulut point se soumettre.

Le 22 janvier, les mêmes symptômes se reproduisaient avec une intensité beaucoup plus grande ; l'éruption des taches hépatiques fut plus considérable, les vomissements furent plus fréquents. La matière vomie était d'un vert très-foncé ; la douleur du foie se localisa davantage et se manifesta sans être provoquée par la palpation. Constipation ; selles décolorées par des calculs biliaires. — Sangsues, purgatifs, tisanes tempérantes, eau de Vichy, frictions mercurielles, cataplasmes.

Dans ce moment nous manifestâmes à la famille du malade la crainte de voir l'hépatite à laquelle nous avions affaire se terminer par suppuration. En effet, depuis cette époque le retour de ces accès fut fréquent; le malade exhala une odeur âcre, très-forte; le pouls fut presque toujours dur et fréquent; pas de frisson, douleurs spontanées dans l'organe malade.

Enfin, dans les premiers jours de mars, je constatai une fluctuation profonde, et je proposai l'application d'un cautère potentiel destiné à déterminer des adhérences entre la paroi abdominale et le foie. L'avis d'un confrère qui avait été appelé par la famille et qui avait douté de l'existence du foyer purulent, me fit retarder cette opération. Mais, le 25 mars, la fluctuation était si manifeste, que je me décidai à appliquer de la pâte de Vienne au-dessous de la dernière fausse côte, et, quelques jours après, je fis au centre de ce cautère une incision qui donna issue à une énorme quantité de pus bien lié.

Au bout de quelques jours, tous les symptômes alarmants avaient disparu, le facies du malade se recomposa; les envies de vomir, les tâches hépatiques ne se reproduisirent plus.

La poche dans laquelle j'avais pu injecter le premier jour 700 gr. de liquide, diminua rapidement de capacité sous l'influence d'injections iodées, pratiquées matin et soir (solution de Guibourt d'abord étendue d'eau, puis de plus en plus concentrée).

La région du foie devint tout à fait indolente, et il ne nous resta de l'abcès qu'une simple fistule ayant à peu près 2 centimètres de profondeur, fistule à la cicatrisation de laquelle je me suis opposé jusqu'à ce jour par une prudence peut être exagérée. M. J... a suivi un régime légèrement tonique, et il a continué l'eau de Vichy, son appétit est devenu constant, ses digestions faciles, la constipation a disparu. A deux reprises, un léger embarras gastrique a été dissipé par quelques verres d'eau de Seidschutz. Je crois M. J... assez fort pour entreprendre un voyage, et j'estime qu'une saison passée à Vichy sera d'une grande efficacité pour compléter sa guérison.

Jourdain cite dans le *Dict. des Sciences médicales*, t. XXI, une observation de Bajon dans son histoire de Cayenne; le pus d'un abcès hépatique pénétra d'abord dans le poumon et occasionna tous les accidents qui caractérisent la phthisie pulmonaire; mais bientôt il se fraya une seconde route dans le canal intestinal, par lequel il fut intimement évacué au dehors, au grand soulagement du malade qui guérit d'une manière radicale.

Observation IV (Dutroulau, page 402). — Hépatite purulente compliquée de fièvre : abcès expectoré. Mort.

Obs. XII (page 483). — Abcès du foie avec commencement de cicatrisation. Mort. Traces de cicatrisation ancienne.

Obs. XIII (page 511). — Abcès du foie fluctuant guéri sans évacuation spontanée ou artificielle du pus.

Obs XIV. — Jund (François), grenadier, entré à l'hôpital de Saint-Pierre, le 13 décembre 1847, ayant un an de colonie, d'une constitution débilitée par une première attaque de dysentérie hépatique, qui lui a fait faire un long séjour à l'hôpital de Fort-de-France, dont il est sorti depuis quinze jours seulement, accusant deux jours d'invasion pour sa nouvelle maladie, meurt au bout de six semaines de dysentérie gangréneuse et d'abcès dn foie. A l'autopsie, on trouve le foie de volume ordinaire, ayant seulement le petit lobe hypertrophié : sa couleur est rouge-brun ; son parenchyme est ferme, ses granulations sont très-apparentes. Sa face supérieure n'offre rien de particulier; mais à la face inférieure on trouve un foyer purulent, situé en partie entre les deux feuillets de l'épiploon-gastro-hépatique, en partie dans une cavité creusée dans le sillon antéro-postérieur. Toute la surface interne du foyer est tapissée par une membrane épaisse; le pus est bien lié et d'aspect phlegmoneux. En incisant le foie transversalement, on trouve comme enchâssées dans le parenchyme du grand lobe deux plaques de 2 centimètres de diamètre, blanchâtres, dures, résistantes, ayant à peu près la consistance et l'épaisseur des disques intervertébraux. Ces plaques ne sont-elles pas des kystes d'abcès revenus sur eux-mêmes ? On peut le penser (Dutroulau, *loc. cit.*, 495.)

Haspel. — Obs. VI (page 190). — Dysentérie six mois auparavant, guérison; congé de convalescence. Pendant ces six mois il éprouva fréquemment des douleurs vagues à l'épaule droite, qu'il considérait comme rhumatismales, lorsqu'il fut atteint brusquement, à Saïda, d'une affection du foie, qui se termina bientôt par la rupture d'un abcès dans la poitrine. Mort, vaste abcès, lobe droit frayé passage à travers le diaphragme de la cavité de la plèvre. Les poumons sains. Le droit, refoulé en haut.

M. Dutroulau, 66 autopsies ; 30 cas, la mort avant la rupture de l'abcès; 2, plèvre; 10, poumons et bronches; 1, estomac; 1, gros intestin ; 7, péritoine ; 4, tissu cellulaire ; 11, ouvert par le bistouri.

M. de Castro : de 8 cas ouverts par le poumon, 2 géuris en 20 jours; 2 cas par l'intestin, 1 guéri en 20 jours; 2 cas par l'estomac, 2 morts; de plus, il cite 2 cas de Petit fils (1), deux dames chez lesquelles les abcès ont été ouverts par les intestins ; 1 cas l'abcès donna du pus par l'anus cinq ans; 1 cas l'abcès donna du pus pendant quinze ans (?).

Haspel rapporte 25 cas: 7 vidèrent extérieurement, traversant; la paroi thoracique; 2 dans le poumon; 4 plèvre; 2 abdomen; 1 le pus fusa jusque dans le scrotum; 10 restèrent fermés.

Cambay, 10 cas. 1 dans l'abdomen; 1 vésicule biliaire; 2 dans les bronches; 6, enfermés dans le foie.

D'après Frerichs, Mordheal a vu, sur 140 cas, 14 poumons et plèvre, 1 0/00; 5 estomac et intestin (3 guérisons); 2 fois dans l'abdomen; 5 cas résorption du pus (?).

Andral 11 cas. 9 clos; 1 dans l'estomac; 1 cavité abdominale.

Rouis, 162 cas terminés par la mort. Il y a eu 96 la suppuration restée dans le foie; 17 abcès existants s'étaient ouverts; 50 dont la suppuration pouvait s'épancher hors du foie; 6 le pus était en contact avec moitié droite diaphragme, péricarde, estomac, pancréas, la vésicule biliaire; 14 dans le péritoine; 11 plèvre droite; 1 péricarde; 30 cas de guérison parfaite; 17 les parois thoraciques perforées (derniers espaces intercostaux 3 fois, au-dessous du sternum 13 fois, à l'ombilic 1); 13 ouvertures dans le bronches; 3 estomac; 4 dans le côlon.

CHAPITRE III.

TRAITEMENT CHIRURGICAL.

De tout temps on s'est occupé du traitement chirurgical des abcès du foie. Hippocrate, Celse, Erascitrate en ont parlé, et après eux, et de notre temps,

(1) Loc. cit., p. 53.

on s'est beaucoup préoccupé de trouver des moyens sûrs de vider ces collections purulentes, en ayant surtout en vue la guérison des malades.

Nous connaissons aujourd'hui trois procédés : 1° par l'application de la pâte de Vienne et le chlorure de zinc (Richet) qu'on appelle la méthode en deux temps (Broca); 2° par la ponction avec le trocart; 3° par l'ouverture du foyer avec le bistouri.

Nous ne dirons que deux mots de l'application de la pâte de Vienne, puisque cela n'est pas notre intention dans ce chapitre; mais il ne faut pas oublier que son application varie suivant les particularités présentées par les divers malades, puisque le seul but qu'on doit atteindre, c'est de former des adhérences entre le foyer purulent et les parois abdomina.

Beaucoup de chirurgiens ont trouvé à cette méthode plusieurs inconvénients qui, quoiqu'il soit facile de les prévenir, n'en existent pas moins. On a dit que la pâte devenait fluide, et alors son effet n'était pas bien limité; outre cela, il faut beaucoup de temps, pour que les adhérences puissent se former et être assez résistantes. Ce dernier reproche est le mieux fondé. Tout dernièrement, en février 1872, nous avons été témoin d'un fait, chez une malade atteinte de kyste de l'ovaire très-volumineux, que M. le professeur Richet traita par cette méthode: premièrement, application de la pâte de Vienne, puis le chlorure de zinc, procédé que préfère M. Richet; il a fallu attendre à peu près un mois et demi avant de faire la ponction, laquelle fut pratiquée avec un très-gros trocart, et aujourd'hui, 21 mai, la malade succomba dans l'après-midi, et dans le cas d'abcès du foie, employer cette méthode, c'est s'exposer à prendre trop de temps, vu que l'état général du malade réclame d'agir le plus tôt possible.

On connaît les méthodes classiques de Bégin, Récamier, Graves, etc., et je laisse de côté ces procédés très-connus et qui ne doivent pas nous occuper, puisque notre intention est d'insister sur une autre méthode qui, n'étant pas nouvelle, vient d'être remise à l'ordre du jour, grâce aux travaux récents de MM. Ramirez et Jimenez (Mexico, 1860 et 1867), de Castro d'Alexandrie (1871) et Ulmo (Matansas, 1872) et les auteurs Anglais observant dans l'Inde. Ces divers succès doivent nous encourager à tâcher que ces méthodes entrent dans la pratique journalière des médecins dans les pays chauds. Avant de connaître ces méthodes, on objectera qu'il y a de graves inconvénients à ponctionner la cavité péritonéale. Déjà M. de Castro et plusieurs de ses confrères ont répondu, en faisant une série d'expériences sur des animaux (chez l'homme dans le cas d'erreur de dignostic), pour se convaincre de l'innocuité de la ponction du foie, soit par le simple trocart explorateur, soit par le bistouri, nous allons faire un résumé des expériences faites par M. de Castro et de plus des faits nouveaux de

M. Ulmo qu'on trouvera à la fin de ce chapitre (5 observations, 3 guérisons).

M. de Castro (1) nous dit : « J'ai ponctionné avec des trocarts à hydrocèle le foie de plusieurs lapins et de quelques chats, sans que ces animaux aient le moins du monde souffert. Pour examiner s'il restait la trace des ponctions ; j'étais forcé de tuer les animaux : le plus souvent il était impossible de trouver les traces des ponctions, et quelquefois il existait à peine un petit point sur la capsule de Glisson, ou dans le parenchyme du foie. Comme on aurait objecté que les résultats étaient négatifs, parce que l'on ne ponctionnait pas le foie, dans une autre série d'expériences, j'ai laissé dans le trajet de la ponction un cheveu que je faisais passer par la canule avant de la retirer.

Ces expériences m'ont convaincu de l'innocuité de la ponction. Une partie de ces résultats a été publiée dans le *Bulletin de la Société médico-chirurgicale* d'Alexandrie en 1867, en même temps que des expériences semblables faites sur les chiens et les lapins par plusieurs autres membres de la Société.

M. Lavigerie (2) mentionne des ponctions avec le trocart explorateur sur un chien et sur plusieurs lapins, et lui aussi conclut à l'innocuité de cette petite opération.

(1) Loc. cit., p. 53.
(2) Thèse pour le doct., 1866.

Plus loin, M. de Castro cite le fait suivant : « Le 25 avril, je ponctionne avec le trocart la région hypochondriaque gauche (chez les lapins le foie est plus développé à gauche qu'à droite) d'un lapin maigre, mal-nourri, et je laisse un cheveu dans la plaie; le 5 mai, l'ouverture est faite. Le foie était transpercé par le cheveu, mais sur son trajet le tissu hépatique était sain.

Chez un malade, M. de Castro a fait une ponction, croyant à l'existence d'un abcès; il n'y a eu aucun accident. « A l'hôpital grec, les docteurs Ogelvie-Bey, Polydore et de Castro ont pratiqué trois ponctions sur un individu chez lequel ils soupçonnaient un abcès du foie. Le malade est mort à la suite d'une fièvre thyphoïde. A l'autopsie, on eut peine à retrouver la trace d'une seule ponction et les ulcérations des plaques de Payer. »

Notre ami, le Dr Damaschino, nous a également communiqué un fait dans lequel le professeur Velpeau fit une double ponction exploratrice dans un foie hypertrophié; le trocart donna issue à quelques gouttes de sang, mais il ne survint aucun accident.

M. Ramirez (1) admet également l'innocuité des piqûres du foie; ses observations ont été recueillies dans la vaste pratique de M. le professeur de clinique médicale, à Mexico.

(1) Du trait. des abcès du foie. 1867, Paris.

M. Ulmo partage aussi cette manière de voir (au moins pour les pays chauds), et il nous donne des faits de sa pratique à l'appui de son opinion. (Voir ses observations.)

MM. Haspel et Dutroulau admettent cette pratique tandis que Rouis et Frerichs la conseillent pour des cas exceptionnels.

MM. Ranald, Martin, Murray et Cammeron, de l'Inde, la préconisent vivement.

M. Chassaignac (1), après avoir fait certaines restrictions sur les procédés de Bégin, Récamier, etc., parle du procédé du Dr Horner (*The american journ. of med. sc.*, Mons, 1834, p. 89), qui a ouvert les abcès en l'absence d'adhérences préalables ; à cet effet, il divise la paroi abdominale de manière à mettre l'organe à nu, fixe celui-ci aux lèvres de la plaie au moyen de plusieurs points de suture, et plonge ensuite le bistouri dans les foyers. « En somme, dit-il, l'incision est préférable quand on a des raisons suffisantes de croire que des adhérences se sont établies. Aux diverses méthodes qui ont été proposées pour le traitement des abcès hépatiques, j'ai substitué celle qui consiste à employer toujours exclusivement l'usage du bistouri, le trocart, dont j'ai très-largement généralisé l'importance dans l'ouverture des abcès, et les injections détersives, doivent compléter le moyen chirurgical. »

(1) Traité de la suppur., p. 364.

J'ai connaissance de deux faits traités par le même procédé, dans la pratique de M. le Dr F. Horttmann, professeur de clinique chirurgicale à la Havane (île de Cuba).

M. le Dr Chassaignac, ainsi que presque tous les chirurgiens qui observent dans les climats tempérés, réservent l'application de la pâte de Vienne pour produire les adhérences comme nous l'avons déjà dit ; mais à en croire M. le Dr Ramirez et M. le professeur Jimenez, de Mexico, ces adhérences, d'après des relevés très-bien faits par eux, sont loin d'être aussi rares qu'on pourrait le croire *a priori*. Voici les paroles de M. Jimenez (1) «Tout le monde sait avec quelle ardeur, à une certaine époque, on cherchait à obtenir (par différents moyens artificiels) l'adhérence du foie suppurant avec les parois du ventre avant de se résoudre à ouvrir le foyer, dans le but d'éviter l'épanchement du pus dans la cavité du péritoine et les conséquences funestes de cet accident. Aujourd'hui, il est devenu général parmi nous de vider la collection purulente aussitôt découverte, sans s'occuper le moins du monde de l'existence desdites adhérences, pourvu qu'on remplisse certaines conditions qu'il est utile de rappeler ici. Depuis les travaux qui établirent cette sécurité, se sont présentés à moi quelques cas qui permettent de croire que, dans des circonstances déterminées,

(1) Loc. cit., de M. Ranvier, p. 15.

loin d'obtenir les avantages qu'on recherchait, loin de produire de telles adhérences, non-seulement on retarde indéfiniment la cicatrice, mais encore on arrive à être la cause de la mort. » Je choisirai entre ces faits les deux suivants :

Obs. V.—A...,26 ans, inflammation du foie consécutive due à des excès d'aliments et de boissons, guéri en apparence mais avec maintien de quelques symptômes et surtout de la fièvre. Quelques mois après, l'abcès du foie apparaît avec les symptômes d'une tumeur adhérente aux parois du ventre avec fluctuation. Ponction dans le huitième espace intercostal. Tube à drainage dans le foyer, diminution et restriction du foyer. Persistance d'une tumeur adhérente, amaigrissement, diarrhée. Mort. A l'autopsie, on trouve le foyer réduit ; la surface est intiment unie aux parois du ventre par des adhérences.

Obs. VI (deuxième de M. Jimenez). — L. Airla, entré à l'hôpital avec un abcès du foie. La tumeur est adhérente à l'épigastre, et la peau même érysipélateuse. Ouverture du foyer à cet endroit avec le bistouri. Injection, diarrhée, gangrène d'hôpital envahissant l'incision, colliquation. Mort.

A côté de ces faits, je placcrai le suivant, de M. Ramirez.

Obs. VII. — Homme de 34 ans. Abcès du foie après un coup sur l'hypochondre droit. Douleur à l'hypochondre droit et à l'épaule du même côté.

Troubles digestifs. On reconnaît à l'examen la tumeur au foie, adhérence à la paroi thoraco-abdominale, fluctuation, etc. Ponction et introduction d'un tube à drainage, soulagement immédiat. Diarrhée, colliquation et la mort. A l'autopsie, on reconnaît des adhérences intimes au foyer avec la paroi thoraco-abdominale.

On vient de voir que les adhérences sont loin d'être rares, et Marehead ne les a remarquées que trois fois sur soixante-seize cas. La péritonite traumatique n'a pas été observée par M. de Castro non plus que par ses confrères.

M. Jimenez n'a jamais observé dans sa longue pratique la péritonite comme complication de la ponction.

Ces deux excellents praticiens employaient la même méthode, mais avec certains petits détails dans le manuel opératoire qu'il faut noter. M. Jimenez cherche le point fluctuant, et il préfère l'espace intercostal correspondant pour plonger son trocart, ne laissant en place sa canule à laquelle il ajoute un tube à drainage pour pouvoir faire les injections ; cette méthode a été adoptée un peu plus tard par M. le Dr Vertez, en 1865, lequel fixe le tube aux parois du ventre avec du diachylon.

M. de Castro, lui, fait sa ponction au point le plus fluctuant, et là, il plonge son trocart en se préoccupant beaucoup de l'entrée de l'air dans le foyer, e quand il veut vider la poche, chose qu'il recommande de faire plusieurs fois par jour, il emploie de grandes ventouses, moyen qu'on pourrait rendre plus commode, plus facile et utile avec les instruments que nous possédons de MM. les docteurs Dieulafoy, Potain et Régnard, que M. de Castro paraît n'avoir pas connus.

M. Ulmo suit la même méthode, en faisant ses ponctions en arrière, près de la colonne vertébrale, à l'aide d'un gros trocart à drainage de M. Chassaigna, sans se préoccuper en quoi que ce soit de l'entrée de l'air ; au contraire, en faisant de grandes incisions pour la prompte évacuation du foyer.

Je fais remarquer qu'en général M. Ulmo a fait ses ponctions en arrière, et on doit tenir grand compte de ses observations ; et avant de faire sa ponction on doit s'assurer du point le plus fluctuant, soit en avant, soit en arrière, puisque la ponction en arrière offre les avantages de permettre l'issue plus facile des liquides.

Voyons en quelques mots la pratique des chirurgiens anglais, qui exercènt dans l'Inde. J'emprunte ces renseignements à Frérichs. Le docteur Cammeron proteste énergiquement contre l'interdiction de toute intervention opératoire énoncée dans le Manuel des maladies de l'Inde, 1862 (1). Se fondant sur la pratique de Murray et des Halkims de l'Inde, ce médecin n'hésite pas à plonger un trocart pro-

(1) Loc. cit., p. 480. La disc. en ent. dans *The Lancet*, 1862.

fondément dans le foie, non-seulement lorsque l'existence d'un abcès est certaine, mais lors même qu'elle n'est que soupçonnée. Dans le cas où cette exploration a été faite, sans qu'on rencontre le foyer, il n'en est résulté aucun accident, et l'on a même observé une diminution de volume de l'organe. Le danger de cette opération est infiniment moindre que celui qu'on fait courir au malade en donnant à l'abcès le temps de détruire complétement le foie avant de se faire jour, et en laissant la fièvre hectique ruiner les forces.

Le procédé consiste à enfoncer simplement un trocart de grosseur moyenne dans le point où l'abcès est le plus voisin des téguments. Cette indication est fournie par la saillie, appréciable à l'extérieur, l'effacement des espèces intercostaux, l'œdème; ou quand ces données manquent, par la douleur que la pression avec le doigt détermine dans une profonde inspiration. Enfin en l'absence de tout indice positif, le chirurgien se guidera sur l'aspect général du côté, et sur cette impression inexplicable que l'expérience seule donne.

La canule du trocart est fixée au foyer l'écoulement est favorisé par le décubitus sur le côté malade, soutenu au moyen de coussins et de pressions douces exercées par le chirurgien. Le Dr Cammeron cite trois observations personnelles : la 1re, l'abcès fut ouvert aux angles des côtes, le malade guérit ; la 2e, l'abcès au lobe gauche fut ponctionné le 23 février, et le malade fut guéri le 13 avril ; la 3e, l'abcès paraissait siéger au lobe droit ; pas de saillie, mais un élargissement de la région. La ponction fut faite au niveau de la partie moyenne des espaces intercostaux, où la pression exercée, pendant l'inspiration semblait concentrer l'acuité de la douleur. Le trocart pénétra plusieurs pouces avant de rencontrer un défaut de résistance. Bien que la canule se fût échappée dès le lendemain, et ne pût être replacée, la plaie guérit sur-le-champ et l'abcès ne se reproduisit pas.

Le Dr Cammeron cite, en outre, une observation empruntée à Murray, un vaste abcès ouvert dans les poumons, fut néanmoins ponctionné et le malade fut soulagé.

Cette pratique est d'accord avec celle du Dr J. Templéton, qui explore le foie avec de longues aiguilles ou le trocart, sans en avoir jamais observé de résultat fâcheux. Dans trois cas l'on pouvait croire à l'existence d'abcès du foie ; ce médecin fit des ponctions dans diverses directions, sans rencontrer de pus et vit tout symptôme disparaître après un ou deux jours.

Je me range à la manière de faire de ces chirurgiens, mais je recommanderai, que quand on fera des ponctions dans les abcès du foie, on devra se prémunir des instruments aspirateurs de Dieulafoy, Potain et Régnard et ce sera un vrai progrès à ajouter à la méthode opératoire.

Voici les observations (inédites) de M. le Dr Antonio Ulmo, que M. André Ulmo, son fils (externe des hôpitaux), a eu l'obligeance de me traduire de l'espagnol, ce dont je le remercie :

Obs. I (de M. le Dr Ulmo). M. A. B...., docteur en médecine, vie et habitudes régulières, constitution robuste, tempérament sanguin, caractère violent et impatient, sujet à une ou deux attaques par an de rhumatisme goutteux, débutant toujours par les petites articulations des orteils et s'étendant à l'articulation tibio-tarsienne du genou, du coude, etc. Il faisait un usage imprudent de médicaments drastiques et spécifiques pour faire avorter ou enrayer la marche de la maladie; ce qui lui occasionna souvent des douleurs aiguës dans les intestins, dont la durée et l'intensité faisaient présumer leur caractère arthritique; il faisait également un usage excessif du sulfate de quinine.

Dans une de ses attaques il fit un usage tellement immodéré d'un drastique, qu'il fut atteint d'une dysentérie aiguë, avec de fortes douleurs intestinales et peu de fièvre. L'application de quelques sangsues à l'anus et un traitement émollient modifièrent cet état aigu, les diarrhées persistèrent mais disparurent peu à peu sous l'influence du sous-nitrate de bismuth et de petites doses d'opium. Peu de temps après, il ressentit une douleur aiguë au foie, gênant la respiration. On appliqua quelques sangsues, cataplasmes laudanisés, bains de siége, la douleur diminua. Je lui conseillai d'appliquer un vésicatoire et de le faire suppurer, mais celui-ci fut mal entretenu et appliqué trop tard. Il ressentait toujours de la pesanteur à l'hypochondre droit; il se présenta une fièvre qui revenait tous les jours avec frisson qui la précédait, elle augmenta et se prolongea chaque fois davantage au point de le mettre dans un état convulsif, le faisant souffrir énormément, ce qui l'invitait à faire un usage de plus en plus grand du sulfate de quinine. Il ne voulut jamais admettre qu'il eût de la suppuration au foie, telle était cependant mon opinion, et je proposai l'évacuation du pus comme le seul moyen de traitement; mais mon opinion ne fut point partagée par plusieurs de mes confrères qui considéraient la présence d'un foyer purulent comme problématique, et s'opposèrent par conséquent à toute espèce d'opération.

Cependant quinze jours plus tard on fit une ponction avec un trocart explorateur, qui démontra la présence du pus. L'abcès fut ouvert et donna issue à une grande quantité de pus sanieux couleur de lie de vin. Le malade succomba quarante-huit heures après l'opération. Quelques jours avant de faire l'opération on fit l'application de caustique (potasse caustique) sur la partie la plus saillante de la tumeur. L'autopsie n'a pas pu être faite.

Obs. II. (M. A. Ulmo). — M. N. D..., médecin français, habitudes régulières, tempérament bilieux, maigre, il avait toujours joui d'une bonne santé; il habitait la campagne où il exerçait sa profession; il s'exposait souvent à l'action d'un soleil très-ardent, ce qui lui occasionna une dysentérie aiguë avec fièvre intense; un de ses confrères lui administra de la morphine lui promettant une prompte guérison, mais loin de là, au lieu de s'améliorer, le foie donna, peu de temps après, des signes non équivoques de suppuration qui fut constatée par un autre confrère. C'est alors qu'on m'appela en consultation, et voici ce que je pus constater : le malade avait la fièvre, il était assis sur son lit, car il étouffait dans la position horizontale, tant la pression qu'exerçait le foie sur le poumon était forte. En portant mon attention sur cet organe, je le trouvai augmenté de volume, l'*hypochondre droit*, voussure considérable; les espaces intercostaux très-saillants du côté droit, déprimés du côté gauche à cause de la maigreur du malade. Je fus convaincu qu'il y avait suppuration, quoique je ne pusse trouver aucun point fluctuant, de telle sorte que je me limitai à un traitement purement expectant, par la conviction où j'étais de trouver bientôt de la fluctuation; en effet, quelques jours plus tard, je trouvai près de la colonne vertébrale, dans un des espaces intercostaux correspondants, un point, et ce signe était manifeste. Je fis immédiatement une incision qui donna issue à une grande quantité de pus parenchymateux; le malade fut très-soulagé, respirant avec facilité. — Régime : bouillon, vin de quinquina, etc. — J'augmentai graduellement les aliments à cause de l'appétit considérable du malade. Un mois après, tout allait bien; suppuration très-diminuée, pus louable, ce qui me faisait espérer un résultat favorable.

Mais le malade, se croyant hors de danger, commit des excès de table et survint une indigestion qui se présenta avec coliques, diarrhée et fièvre; peu d'heures après, le caractère du pus avait tout à fait changé, il est devenu séreux, d'une couleur sale et un peu fétide; bientôt survint du délire et tous les symptômes d'infection purulente, qui enleva en peu de temps le malade.

L'autopsie n'a pas pu être faite.

Obs. III. — J'eus l'honneur d'être appelé en consultation par M. le Dr E. Horach pour visiter un jeune homme âgé de 26 ans, d'une forte constitution, mais très-affaibli par une maladie du foie dont le début remontait à cinq semaines; il se plaignait d'une douleur continue dans l'hypochondre droit qui s'étendait parfois jusqu'à la fosse iliaque, il avait de la fièvre et teinte ictérique sur toute la peau.

Signes physiques. — A la percussion, augmentation du volume du foie, les espaces intercostaux saillants, pas le moindre signe de fluctuation. Nous nous décidâmes à attendre en nous bornant à soutenir les forces du malade, en même temps lui administrant des calmants pour soulager autant que possible ses douleurs et procurer au malade un peu de repos. Quinze jours après, nous nous réunîmes de nouveau et nous pûmes observer que son état général ne présentait aucune différence sensible, mais la convexité du foie et de l'hypochondre droit était augmentée considérablement; après un examen très-minutieux, nous pûmes découvrir un point de fluctuation dans un des espaces intercostaux, près de la colonne vertébrale, la présence du pus nous parut manifeste; mais, pour ne point avoir de doutes à cet égard, j'introduisis un trocart explorateur qui confirma pleinement le diagnostic. M. le Dr E. Llorente termina l'opération en faisant une incision qui donna issue à plus d'un litre de pus sanieux; mais les souffrances du malade continuèrent, de même qu'une fièvre intense qui augmentait toujours, ce que nous attribuâmes à la difficulté que le pus éprouvait à sortir à cause de la mèche; nous mîmes à la place de celle-ci un tube à drainage qui donna une issue plus facile au pus; le malade s'améliora progressivement jusqu'à complète guérison. Il y a déjà quelques années qu'il fut opéré, et il jouit aujourd'hui d'une parfaite santé.

Obs. 4. — M. F. B. souffrait depuis un mois, quand je fus appelé en consultation par le médecin traitant. Je trouvai le malade assis dans un fauteuil, la tête appuyée sur le dos d'une chaise, se trouvant dans l'impossibilité de se coucher à cause de la gêne de la respiration. En percutant le côté droit, je trouvai une matité étendant jusqu'au mamelon droit; *infarctus* énorme du foie; un point circonscrit, mais très-manifeste, qui m'indiqua la présence du pus un peu profond. Je conseillai au malade, comme seul moyen de succès, l'évacuation du foyer purulent, ce qui fut accepté de suite par son médecin, et par le malade.

Le lendemain, je procédai à l'opération, en faisant une incision longue à peu près d'un pouce sur le point confluant, hypochondre droit, tout près de l'épigastre. Le pus jaillit avec force, il était séro-purulent, et en *quantité énorme*; son aspect me fis diagnostiquer un *abcès enkysté.*

Ce qui fut confirmé plus tard par la sortie de la membrane du kyste; après l'opération, le malade tomba dans une prostration considérable; cependant la réaction se produisit quelques heures après, accompagnée de fièvre Le lendemain le malade était plus animé; on le soumit à un traitement tonique, reconstituant. Un mois après l'opération, le malade commença à se plaindre d'une douleur au même côté, vers la partie postérieure; la fièvre, qui avait complétement disparu, se présenta de nouveau; je vis le malade, je le trouvai, à peu de différence près, dans le même état que la première fois. Le premier abcès suppurait encore, mais je le trouvai encore très-diminué, et me paraissant complétement vide, *de telle sorte que je fus convaincu que l'abcès, au moins dans cet endroit,* ne s'était pas reproduit. J'examinai alors avec soin tous les espaces intercostaux correspondants, que je trouvai très-saillants, et comme à *quatre* travers de doigt à peu près de la colonne vertébrale, je trouvai un point de fluctuation qui m'indiqua la formation d'un *nouvel* abcès, je proposai immédiatement l'opération pour le lendemain, qui fut faite, en effet, en pratiquant une *incision* dans l'espace intercostal, donnant issue de nouveau à une énorme quantité de pus de la même nature que celui du *premier abcès.* Le malade fut de suite soulagé. Je suis convaincu qu'il y eut ici formation d'un nouveau kyste, *abcès*, entièrement indépendant du premier, car l'incision faite à celui-ci n'était pas encore complétement fermée, et donnait issue à une matière séreuse en petite quantité, quand on opéra le second abcès; en outre, celui-ci donna issue aussi à des lambeaux de la membrane kystique; que ce fut des abcès enkystés du foie, je n'en doute pas, car l'introduction d'une sonde de femme et celle du doigt, par l'ouverture, manifesta la profondeur du foyer de suppuration; en outre, la marche et les symptômes de la maladie étaient ceux des affections du foie.

Le malade guérit complétement, et il y a *plus de six ans* qu'il supporta ses opérations, et aujourd'hui il jouit d'une santé enviable, malgré la vie active et fatigante qu'il mène.

Obs. 5. — Je fus consulté par Mme X... (négresse), pour donner des soins à son frère, âgé de 40 ans, vie irrégulière. Je le trouvai dans un état d'émaciation extrême, fièvre continue, sueurs abondantes, inappétence. Il y avait longtemps qu'il souffrait, il se plaignait surtout d'une douleur fixe et continue dans l'hypochondre droit; le foie était très-augmenté de volume, matité très-étendue, et fluctuation évidente dans l'hypochondre; assisté par sa sœur, je pratiquai l'ouverture de l'abcès, qui donna une grande quantité de pus séro-purulent; le malade, comme on devait s'y attendre, fut soulagé de suite. Un mois après il se promenait, très-bien remis, et je ne l'ai plus revu depuis. Il y a quatre ans que je lui ai donné mes soins.

Il est certain que dans les pays chauds (Ile-de-Cuba), il se présente rarement un cas de dysentérie qui ne soit compliqué de troubles plus ou moins considérables du côté du foie (congestion, inflammation, abcès), et la preuve en est que, quand on peut rétablir les évacuations bilieuses, la dysentérie cède très-vite; on obtient ceci par l'usage prudent du *calomel* uni à l'*opium*; ces médicaments produisent un effet direct sur le foie, et préviennent les complications qui peuvent survenir, il est certain aussi que les inflammations plus ou moins aiguës du foie, dans l'île de Cuba, se terminent très-fréquemment par suppuration.

Obs. XII (de Haspel, p. 96), communiquée par M. Martenot, médecin ordinaire.

« Abcès du foie à la suite d'un coup de pied; ouverture de l'abcès à la région épigastrique. Guérison.

H..., soldat au 1er de ligne, âgé de 26 ans, d'une constitution faible, etc.

Le 13 mai, cinq mois après le début, on applique la potasse caustique.

Trois jours après la chute de l'eschare, irruption d'une quantité considérable de pus, cessation subite des douleurs, ce pus était de couleur lie de vin; il sortait tantôt très-fluide, tantôt très-épais.

La suppuration a duré jusqu'au 25 mai; depuis cette époque la tumeur s'est entièrement affaissée, l'étendue du foyer diminue tous les jours, et chaque jour la mèche qu'on introduit pénètre moins profondément que la veille.

Observation prise à l'article de M. Broussais, p. 155, vol. 55 des B. M. M. Ch. Ph. M.

Cet homme, nommé S..., infirmier major, était en Afrique depuis cinq ans lorsqu'il entra à l'hôpital de Bougie, dans le service de M. le Dr Pallas, en 1837. La veille de ce jour, son abcès, situé à la partie antérieure et au-dessous des fausses côtes droites, s'était ouvert spontanément. Toutes les fonctions s'exécutaient d'ailleurs parfaitement bien. S... sortit peu après de l'hôpital, et depuis, tous les deux mois environ, mais plus fréquemment en été qu'en hiver, l'abcès se refermait, était ouvert, donnait un verre de pus épais, puis se refermait au bout de deux ou trois jours. M. Martenot lui ouvrit son abcès pour la vingt-quatrième fois, à la fin de 1840.

Obs. V (de Castro). — Supposition d'abcès du foie. Guérison.

Obs. XI. — Abcès du foie opéré. Guérison.

Obs. XII. — Abcès du foie opéré. Guérison.

Obs. XIII. — Abcès du foie opéré. Guérison.

Obs. XIV. — Abcès du foie opéré. Guérison. Toutes opérées par le même procédé. (Pour la température, voir le tableau n° 2.)

Dutroulau. — Obs. XIII (p. 486). — Abcès compliqué de dysentérie, d'hémorrhagie et de fièvre grave. Ouverture avec le bistouri. Guérison. (Traitement : durée un mois et demi.)

CONCLUSION

1° Nous considérons la dysentérie chronique comme une cause d'abcès du foie dans les pays chauds.

2° La cicatrisation de ces abcès est un fait aujourd'hui constaté.

3° Le traitement chirurgical (ponction avec un gros trocart aidé des instruments aspirateurs connus) nous semble un précieux moyen de guérison pour ces affections.

Paris. A. PARENT, imprimeur de la Faculté de Médecine, rue Mr-le-Prince, 31.

N° 1 **MALADIE** Phlegmon de l'épaule, Pyohémie. Mort **HÔPITAL** NÉKER **SALLE** Saint-André **N° 12**

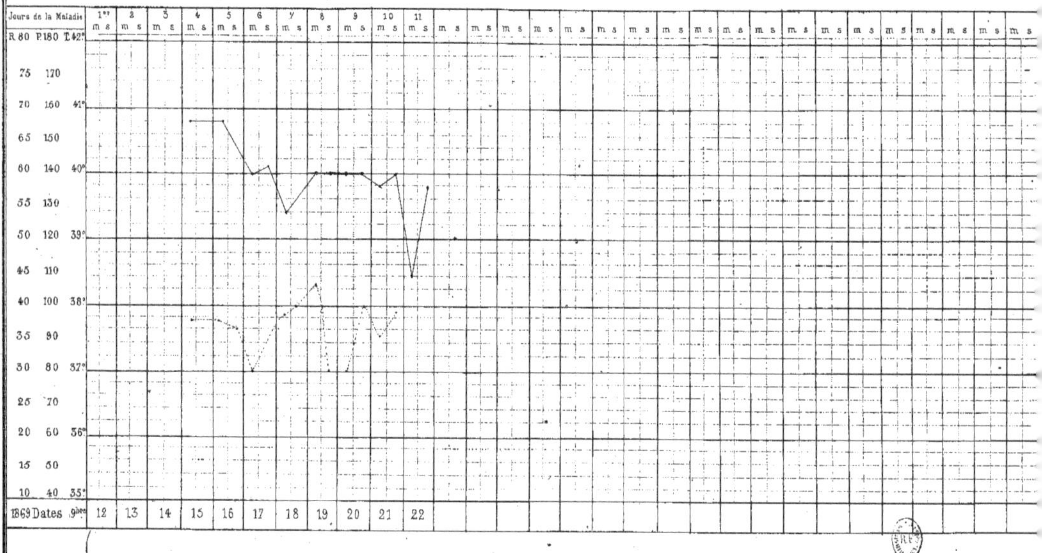

Observations: Article Pyohémie de Mr le Dr Blum (Arch. Médecin, 1871)

Lith. Becquet C. du C. 12, Paris.

N° 2e MALADIE Abcès du foie opéré Guérison HÔPITAL SALLE N°

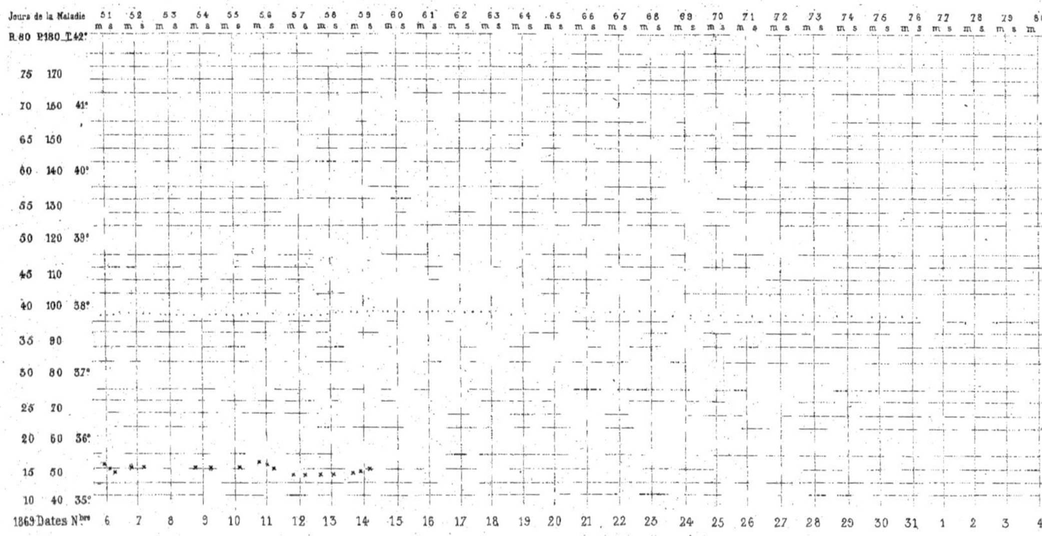

Observations
XIII de Mr de Castro, de son travail, "Des abcès du foie des pays chauds et de leur traitement chirurgical."
XIV le 28 Mai 1870, le malade se porte à merveille. (1)

N°. 3 **MALADIE** Amputation de l'avant bras & jambe gauches Pyohémie **HÔPITAL** **SALLE** **N°**

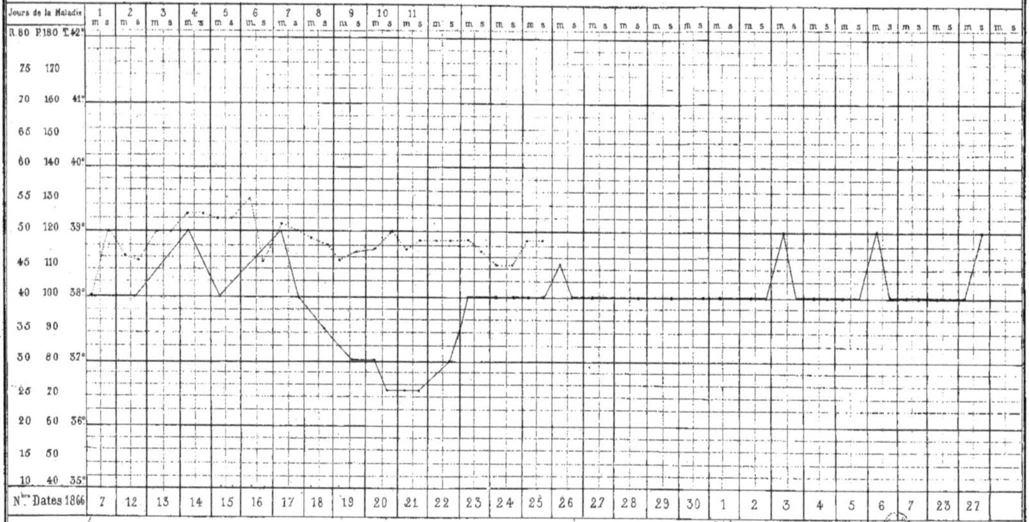

Observations XVI. (Mr le Dr P. M. Baidwowd. Pyohémie, tradn par Edw. Alling) Paris 1870. (Page 81.)
le foie était normal (obs I. IV. VII. VIII. IX le foie etait sain et pesait 1.600 gs)

Lith. Becquet Cie Fo Cte H Paris

www.ingramcontent.com/pod-product-compliance
Ingram Content Group UK Ltd.
Pitfield, Milton Keynes, MK11 3LW, UK
UKHW031935260826
14628UKWH00004B/1634